BELONGS
2:

DROGAS

MaryCarmen

Grajales

Eloïse is waiting for us

Anita Naik

Ilustrado por Sarah Nayler

DROGAS

ADFAM National
Organización nacional de caridad para familias y
amigos de personas con problemas de drogadicción

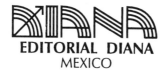

EDITORIAL DIANA
MEXICO

1a. Edición, Agosto de 1999
3a. Impresión, Octubre del 2001

Consultor: David Cliff, Coordinador de Acción Contra las Drogas del Equipo de Acción Contra las Drogas Durham y Darlington.
Diseño: Fiona Webb
Diseño de portada: Juan Flores Niño.

ISBN 968-13-3211-3

A mis padres

Gracias a los lectores de la revista Just 17 y al Durham Drug Action Team

Contenido

Introducción

Cuando tenía once años me sentía segura de estar en contra de las drogas y completamente convencida de que sólo llevaban a una cosa: la muerte. En ese entonces no conocía a nadie que las tomara e imaginaba que los drogadictos eran vagos que no sabían hacer nada mejor que drogarse. Para mí el problema de las drogas era sencillo, lo único era decir no y alejarse. Mi vida cambió cuando entré en la secundaria. Para ese entonces la mayoría de mis amigos, que antes no tomaban drogas, empezaron a fumar y a beber; llegó un momento en el que comencé a pensar que las drogas no eran tan malas. Al poco tiempo me sentí tentada, no sólo porque me pareciera cool probarlas, sino también porque pensaba que de no hacerlo me iba a quedar sin amistades.

Cuando entré en la universidad algunos de mis amigos experimentaban con las drogas y entonces comprendí que las personas que las consumen son gente normal, como cualquier otra. La gente toma drogas por muchas razones: para escapar de la vida diaria, para lidiar con los problemas, para divertirse y disfrutar. La mayor parte de mis amigos no duraron mucho tiempo usándolas, pero hubo algunos para quienes la droga se volvió un estilo de vida y estuvo muy cerca de destruirlos.

Con el paso del tiempo casi todos mis amigos han llegado a pensar que no tenían la menor idea de lo que hacían al tomar drogas. Algunos tenían cierta conciencia de que implicaba riesgos para la salud pero, como todo el mundo, pensaban que a ellos jamás iba a pasarles nada. Por desgracia, se equivocaban. Algunos terminaron en Alcohólicos Anónimos o en centros de rehabilitación. Otros, años después de haberlas dejado, todavía tienen problemas relacionados con las drogas. La mayoría está de acuerdo en que les hubiera gustado que alguien les advirtiera sobre los peligros que acarrean a largo plazo. Sin embargo, en ese entonces no se pensaba que esta información tuviera que formar parte de la educación acerca de las drogas.

Hoy en día los expertos afirman que educar sobre los dañinos efectos colaterales de las drogas ayuda a que cada individuo pueda decidir de manera informada qué es lo mejor para sí mismo. Esa es la razón por la que este libro puede serte útil: aquí nadie va a decirte qué debes o qué no debes hacer. Lo único que vas a encontrar es información sobre lo que sucede cuando se toman drogas. Cada uno es responsable de sí mismo y, a final de cuentas, cada quien tiene derecho a decidir lo que prefiera. Este libro te ayudará a averiguar todo lo que necesitas saber para poder decidir qué vas a hacer.

Anita

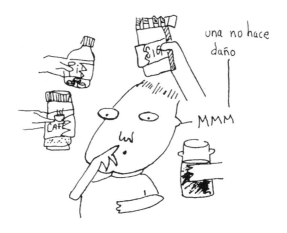

CAPÍTULO UNO

¿Qué son las drogas?

"Las drogas son algo que puede matarte." Toby (12)
"Las drogas son pastillas ilegales y todo eso." Sian (13)
"Las drogas son como medicinas que la gente usa para otras cosas, como ir de fiesta." Lisa (13)
"El éxtasis, la mariguana, la heroína: ésas son drogas." Tina (14)
"Las drogas de verdad son el éxtasis y el crack; la aspirina y otras cosas son nada más medicamentos." Tom (13)

¿Qué es lo que te viene a la mente cuando alguien menciona la palabra "drogas"? ¿De inmediato piensas en éxtasis y heroína o sólo en la farmacia y el hospital? Puede ser que consideras al alcohol y al tabaco como drogas, o quizá pienses que solamente las sustancias ilegales son drogas "de verdad".

Según el diccionario, una droga es una sustancia medicinal; sin embargo, esa definición es bastante imprecisa. Lo más correcto sería decir que "droga" es una sustancia química que altera el estado de tu cuerpo, es decir, altera lo que sientes, lo que piensas, la manera en que experimentas las cosas y la forma en que te comportas.

¿QUÉ SON LAS DROGAS LEGALES?

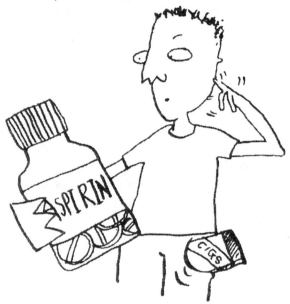

Son cosas que probablemente no te imaginabas que también fueran drogas: la aspirina, el café, el azúcar... incluso el té. Tanto este último como el café contienen cafeína, que es un estimulante (es decir, te hace sentir muy despierto). Otro ejemplo es el azúcar, que afecta a la insulina de tu cuerpo (el nivel sanguíneo de energía) y hace que te sientas estimulado o relajado. Además de estas drogas de fácil adquisición existen muchas otras que quizá te

han recetado cuando estás enfermo: jarabes para la
tos, pastillas para los resfriados o el dolor de cabeza,
entre otras. Estas drogas son más potentes y pueden
hacerte daño si no las tomas de la manera indicada,
por eso los doctores son quienes deben recetarlas
para que tú puedas saber cuál es la dosis correcta.

Todas estas drogas son legales debido a que si las
utilizas de acuerdo con las instrucciones especificadas, o
con moderación, no te provocarán enfermedades ni
te producirán efectos colaterales graves; además, por
lo general son drogas elaboradas con cuidado en
laboratorios autorizados.

Claro que los cigarrillos, el alcohol y los solventes
son excepciones a esta regla. Estos tres productos son
peligrosos y pueden llegar a matarte, pero aun así
son legales (ve los capítulos sobre tabaco, alcohol y
solventes).

¿QUÉ SON LAS DROGAS ILEGALES?

Dentro de esta categoría entran las drogas de las
que lees en el periódico: éxtasis, cannabis*, LSD,
heroína, anfetaminas, cocaína y crack. Estas drogas
tienen el riesgo de que el usuario se vuelva tan
adicto que llegue al grado de no querer vivir sin
ellas. La mayoría de estas drogas pueden llevar a la
muerte y todas tienen efectos colaterales peligrosos.

---

* Mariguana.

EL LENGUAJE SOBRE LAS DROGAS

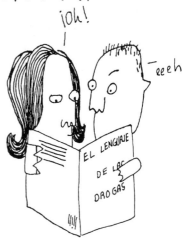

Como puedes ver, el tema de las drogas y de lo que puede hacer daño o no es bastante confuso. Es más, este es un tema tan repleto de mitos que en ocasiones la verdad parece perderse. Para entender el tema y comenzar a conocer lo que cada una de estas drogas puede hacerle a tu cuerpo, es necesario que primero te familiarices con algunos términos prácticos:

• **Adicción:** significa que se desea tanto una droga que no es posible dejar de tomarla. Por lo general la adicción surge una vez que la droga ya ha alterado el balance químico natural del cuerpo, lo que a su vez afecta sus procesos naturales.

• **Tolerancia:** significa que el cuerpo se acostumbra tanto a una droga que es necesario ingerir cantidades cada vez mayores de la misma para obtener el mismo efecto.

• **Dependencia psicológica:** ocurre cuando una persona necesita tomar droga para sentirse bien y poder lidiar con su vida diaria. Las personas que sufren de adicción psicológica a una droga sienten que sin ella no pueden vivir, a pesar de que no tienen una dependencia física. Al contrario de lo que la mayor parte de la gente opina, no sólo las drogas pueden causar dependencia psicológica, sino que uno puede volverse adicto prácticamente a cualquier cosa: al novio o la novia, a los juegos de azar, o simplemente al chocolate.

• **Dependencia física:** ocurre cuando se ha tomado una droga con tanta regularidad que el cuerpo ha llegado a necesitarla y si no la obtiene ocurren los síntomas de abstinencia.

• **Drogas duras:** es un término que se utiliza para describir a las drogas que tienen un efecto poderoso sobre el organismo, como la heroína y la cocaína. Debido a la gran adicción que causan, son drogas muy difíciles de abandonar.

• **Drogas blandas:** son drogas que se utilizan en ocasiones sociales (también se les conoce como "drogas recreativas"), como la cannabis. Estas drogas no producen síntomas de abstinencia si se les deja de usar. Sin embargo, las drogas blandas no son inofensivas: a largo plazo provocan efectos colaterales y pueden llegar a causar mucha adicción.

• **Mal uso de las drogas:** este término se utiliza en dos sentidos: para nombrar la mala utilización de drogas que no son ilegales pero son mal empleadas (por ejemplo, inhalar solventes o tomar en exceso medicinas recetadas), o para referirse al uso de todas las drogas ilegales.

• **Abusar de las drogas**: este término se usa para describir la práctica de una persona que toma drogas (por lo general ilegales) de manera peligrosa.

• **Consumidor:** persona que consume drogas.

• **Vendedor:** persona que distribuye drogas.

• **Síntomas de abstinencia:** reacciones físicas y mentales provocadas por la falta de droga. Algunos de estos síntomas pueden ser convulsiones, sudor excesivo, vómito, terror nocturno y ataques de ansiedad.

• **Depresivos:** hacen que la actividad cerebral se haga más lenta y, por lo tanto, producen sentimientos de relajación, sueño y pérdida de ansiedad; por ejemplo, la heroína.

• **Estimulantes:** aceleran la actividad cerebral y hacen que las personas que los consumen se sientan más alertas, vigorosas y despiertas. Algunos ejemplos son la cafeína, las anfetaminas y el éxtasis.

• **Alucinógenos:** son drogas que distorsionan los sentidos. Pueden llegar a causar que el consumidor vea y escuche cosas que no están presentes en la realidad. Un ejemplo de este tipo de droga es el LSD.

• **Colocarse:** palabra utilizada para describir el sentimiento que obtiene la gente al tomar drogas.

• **Drogas de entrada:** son drogas que se piensa llevan al uso de sustancias más peligrosas. Por ejemplo, muchas personas piensan que fumar mariguana puede causar que después se utilicen drogas más duras. Aunque nunca se ha comprobado que esto sea verdad, sí hay evidencia que sugiere que el alcohol y los cigarrillos pueden ser "drogas de entrada".

BREVE HISTORIA DE LAS DROGAS

El uso y abuso de las drogas es algo tan ancestral que es prácticamente imposible determinar la fecha de su inicio. Se sabe que en muchas culturas antiguas se utilizaban drogas por motivos religiosos: para invocar un trance místico, como ayuda para meditar o por motivos rituales. Incluso ahora algunas tribus nativas americanas utilizan el peyote (poderosa droga alucinógena) en sus ceremonias religiosas.

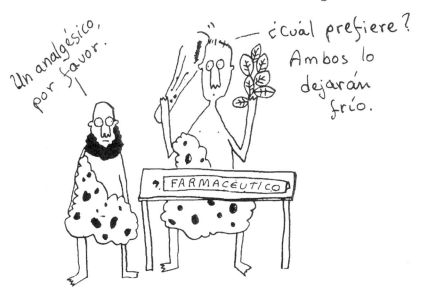

Otras drogas han sido utilizadas durante siglos por
motivos medicinales, como en Sudamérica, donde
los nativos mascan la hoja de la planta de coca para
lidiar con la fatiga. Para ellos es una droga
perfectamente aceptable y, sin embargo, la cocaína
(que proviene de esas mismas hojas) es ilegal en
nuestro país. A lo largo de los siglos la clasificación
sobre qué drogas son legales o ilegales ha cambiado:
en el siglo XVIII de nuestra era se intentó prohibir
el café en el Reino Unido, y en Estados Unidos el
alcohol estuvo prohibido durante algún tiempo por
las leyes de prohibición en los años veinte. Muchas
de las drogas que ahora son ilegales en el Reino
Unido, como el opio, el MDMA (éxtasis), la cannabis
y el LSD, en el pasado fueron utilizadas como medicina.

Algunos países e individuos pueden llegar a pensar
que cierta droga es buena, pero al mismo tiempo
luchar en contra de otras, o evitarlas. Es posible que
un padre de familia que fuma 40 cigarrillos al día te
aleccione sobre los peligros de beber alcohol sin
sentir que está cayendo en una contradicción. El
gobierno se beneficia de los impuestos que le
proporciona la venta de alcohol y tabaco; sin
embargo mantiene su campaña en contra de las
drogas. No importa a dónde vayas o los libros que
leas, es probable que siempre encuentres discrepancias
e hipocresía alrededor del tema de las drogas. Por
eso, tu mejor opción es decidir por ti mismo,
aprender todo lo que puedas y después tomar una
decisión informada sobre si quieres, o no, tomar
drogas.

¿POR QUÉ LA GENTE TOMA DROGAS?

"Lo hago por placer." Tim (12)
"Lo hago porque quiero." Lyn (15)
"Todavía no las he probado, pero es probable que termine por hacerlo. No quiero volverme adicta, sólo quiero saber qué se siente." Kelly (13)
"He escuchado que se tienen visiones fantásticas y que uno se siente bien con todo." Jez (14)
"No tomo drogas, pero creo que los demás lo hacen porque piensan que todo el mundo las toma y, por lo tanto, ellos también deben hacerlo." Amanda (14)

Si uno sólo escuchara lo que dicen sobre el tema los periódicos, podría llegar a pensar que los jóvenes consumen drogas porque algunos vendedores malvados los obligan a hacerlo, o porque están aburridos y hartos de la vida y no pueden imaginar nada mejor que hacer. Aunque es verdad que algunas personas toman drogas debido al aburrimiento, la realidad es que cada individuo tiene distintas razones para hacerlo.

• Algunos lo hacen porque no pueden soportar perderse una experiencia "fabulosa".
• Otros porque se sienten mal con ellos mismos y esperan que las drogas los hagan sentir mejor.
• Hay quienes lo hacen tan sólo para escapar de su vida, y quienes lo hacen para encajar en un grupo de amigos.

No existe una razón única por la que la gente consume drogas. Si le preguntaras a un grupo de gente que toma drogas por qué lo hacen, probablemente te darían una amplia variedad de motivos, algunos interesantes. Otros simplemente ridículos.

En verdad no hay demasiadas personas que logren pasar toda su vida sin consumir drogas, ya sean ilegales o legales, aunque sea una vez; por eso es necesario que estés informado para que sepas lo que haces.

RAZONES POR LAS QUE LA GENTE TOMA DROGAS

Por diversión

"Todo el mundo habla de los peligros de la droga y de las razones por las que los jóvenes las usamos. Dicen que lo hacemos porque nos sentimos infelices, desgraciados o solitarios. Bueno, yo puedo decirles por qué tomamos drogas: ¡para divertirnos!"

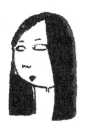

Jacqui (15)

Como dice Jacqui, probar las drogas es tentador por muchas razones distintas, pero la que más a menudo se ignora es el placer que causan. El deseo de diversión y goce es lo que a menudo provoca que la gente olvide el peligro que acarrean.

Presión de grupo

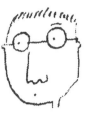

"Yo lo hago porque mis amigos también lo hacen. No es que me obliguen a fumar, simplemente lo hago porque quiero demostrarles que estoy de su lado. No creo que dejarían de ser mis amigos si no fumara, pero no estoy seguro."

Tim (15)

Además de pensar que tomar drogas es divertido, muchas personas encuentran difícil evitarlas cuando ven que todo el mundo las consume, o al menos hablan de ellas.

Curiosidad

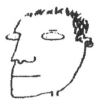

"Uno escucha tanto sobre las drogas que dan ganas de probarlas. Hasta los problemas que provocan hacen que suenen como algo interesante."

Lee (13)

Todos queremos tener experiencias nuevas y el deseo de saber qué son las drogas hace que mucha gente experimente con ellas, a menudo sin darse cuenta de lo que realmente significan los problemas que ocasionan.

Accesibilidad

"Las drogas están por todos lados. Mi mamá piensa que sólo se les puede conseguir en clubes, pero en el barrio hay un tipo que las

20

vende, y también lo hacen algunos chicos que se reúnen afuera de la escuela."

Will (14)

Es un mito que las drogas sean caras y difíciles de conseguir. La mayor parte de las drogas, como el LSD, los solventes y la cannabis, son más baratas que el alcohol y casi igual de fáciles de encontrar; esto hace que sean aún más tentadoras.

Sentirse grande

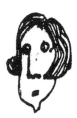

"Fumo porque me hace sentir mayor y más madura. También me gusta cómo se ve una fumando: es cool y sexy. Sé que me puede causar problemas de salud, pero eso no me importa porque no va a pasar hasta que sea vieja y apenas tengo 14."

Seema (14)

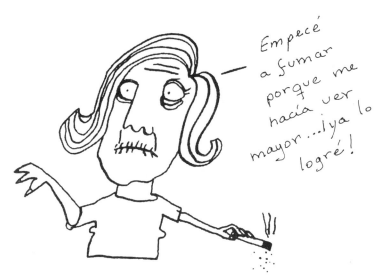

Empecé a fumar porque me hacía ver mayor...¡ya lo logré!

Decidir tomar drogas es un riesgo y, por lo tanto, los que lo hacen se sienten grandes y maduros. Las chicas como Seema consideran que están en control de su vida porque han decidido hacer algo peligroso.

Rebelión

> *"Mi mamá siempre me habla sobre los peligros de las drogas. Se pasa la vida sermoneando sobre lo peligrosas que son para la sociedad las personas que toman éxtasis y dice que deberían encerrarlas. Lo gracioso es que yo tomo éxtasis y ella ni siquiera lo sabe. Siempre que pienso en eso me muero de risa."*
>
> *Erica (14)*

Algunas personas consumen drogas para rebelarse ante sus padres, mentores o maestros. Es una manera de afirmar: "No puedes decirme qué hacer con mi cuerpo".

Para adquirir confianza

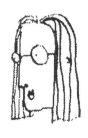

> *"Bebo para darme valor. Si estoy sobria en una fiesta me siento tímida, sin confianza en mí misma y desgraciada. En cambio, cuando estoy borracha todo el mundo me ama, me siento feliz, segura y divertida. Por eso bebo: para agradarle a la gente."*
>
> *Tina (14)*

22

Muchas personas utilizan las drogas esperando que las hagan sentir mejor en relación consigo mismas. Es una forma de ocultar los problemas personales y evadir aspectos importantes que necesitan ser atendidos.

Para lidiar con la presión de los exámenes

"No puedo con los exámenes, nunca tengo tiempo suficiente para hacer todo lo necesario y termino teniendo que quedarme despierto toda la noche. Hace poco un amigo me dio unas pastillas para que no me quedara dormido, y aunque me hacen sentir de mal humor y adolorido del cuerpo me ayudan mucho para no dormir y poder concentrarme."
Ben (16)

La presión causada por el trabajo es una razón muy común para que la gente comience a tomar drogas. Las consumen esperando que les ayuden a lidiar con la tensión y la ansiedad, pero no se dan cuenta de que lo único que logran es añadir un problema más a su vida.

Para lidiar con el abuso

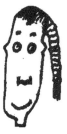

"Odio mi nueva escuela, pero mi mamá tiene muchas ganas de que me guste, así que no puedo desilusionarla y decirle que todos me odian y me ponen apodos. Lo único que puedo hacer para pasar el día es tomar un trago. Mi hermano siempre me dijo que el alcohol es

muy bueno para dar valor, así que todas las mañanas, antes de entrar en la escuela, me tomo un trago. Nadie sospecha nada porque mi hermano me compra la bebida y parece como si nada más fuera limonada."

Shola (13)

Hay quienes toman drogas o abusan del alcohol porque sienten que es la única manera que tienen para lidiar con algo malo que sucede en su vida. Si te molestan en la escuela, como a Shola, o si abusan de ti física o sexualmente, las drogas no son la solución a tus problemas. La única forma de arreglar lo que te pasa es que hables con alguien acerca de ello. No te preocupes de lo que la gente pueda decir en relación con las drogas, lo primero que debes hacer es concentrarte en protegerte a ti mismo, hablando con alguien en quien confíes. Si no crees poder comunicarte con algún familiar, ponte en contacto con tu línea de ayuda local. (Locatel 658-11-11. Pide la extensión Niñotel o la extensión de Joven a Joven).

Para mejorar la imagen personal

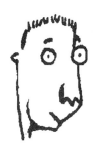

"Me siento tentado a probar los esteroides porque deseo tener buen cuerpo, como los que se ven en el gimnasio. Mis amigos dicen que tomar esteroides ayuda a tener un buen físico sin necesidad de hacer demasiado ejercicio. Hay gente que habla sobre los efectos colaterales... pero creo que vale la pena tomarlos."

Nick (14)

Es verdad que al principio los esteroides anabólicos desarrollan los músculos y aumentan la fuerza, pero con el paso del tiempo pueden reducir significativamente la esperanza de vida, ya que dañán el corazón y el hígado, además de que pueden ocasionar otros problemas de salud.

> *"Mis amigas me dijeron que el speed ayuda a perder peso. No me gusta mi apariencia y comencé a fumar cuando tenía doce años porque escuché que hacerlo ayudaba a bajar... y no fue así. Pero el speed sí ayuda, he perdido muchísimo peso."*
>
> *Vanessa (16)*

En los años sesenta las anfetaminas (*speed*) eran recetadas para perder peso, ya que disminuyen el apetito. Actualmente es muy raro que se receten debido a los riesgos de salud que provocan. Es cierto que su uso hace que no se tenga hambre, pero esto sólo sucede mientras dura el efecto; cuando pasa, los usuarios se sienten sumamente hambrientos y completamente agotados.

¿QUÉ TIPO DE PERSONAS USAN DROGAS?

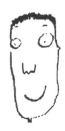

> *"Antes pensaba que la gente que usaba drogas solamente eran los chicos extraños que veía en la escuela, ya sabes, los que nunca dicen nada y se pasan todo el día*

25

en el patio. Ahora sé que cualquiera puede tomar drogas, absolutamente cualquiera."

Paul (14)

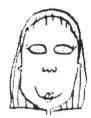

"Todos mis amigos y amigas toman éxtasis. No es que sean ravers, o locos como los que se ven en los periódicos. Son gente normal, como yo. No lo he probado porque me preocupan los problemas que causa, pero estoy segura de que algún día voy a hacerlo."

Sue (14)

En la imaginación popular los estereotipos de las personas que toman drogas se reducen a un flaco y acabado adicto a la heroína que vive en una casa deshabitada, o a un *raver* loco completamente fuera de sí y en éxtasis que se pasa toda la noche bailando sin parar y está destinado a que le ocurra un desastre. Si eso piensas acerca de los drogadictos, no puedo culparte, ya que los medios de información han exagerado hasta llevar a lo grotesco la imagen del usuario de drogas. La verdad es que no existe un verdadero estereotipo de la persona con este problema. El patetismo de descripciones como la anterior radica en que ellas hacen que la gente piense que es posible reconocer desde lejos a un consumidor de drogas; la realidad es que eso no es cierto.

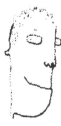

"Tenía una imagen muy clara de lo que eran los consumidores de drogas: gente muy distinta de mí. A mí me gustaba estar aseado, no iba a raves y tampoco bebía. Pensaba que yo no tenía ningún problema con las drogas,

estaba seguro de que no me iban a encontrar muerto en la calle por una sobredosis y de que tampoco iban a arrestarme. Sin embargo, cada fin de semana que mis padres salían, mis amigos y yo tomábamos éxtasis, speed o cualquier otra cosa que pudiéramos conseguir."

Stephen (17)

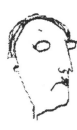

"Durante años mis amigas y yo tomamos drogas. Normalmente lo hacíamos en nuestros cuartos, o cuando nos quedábamos a dormir en casa de alguna amiga, o durante el recreo en la escuela. En ese entonces jamás habría pensado que éramos las típicas consumidoras de drogas. Ahora creo que, probablemente, lo éramos."

Anna (16)

¿Cuál de ellos es el adicto?

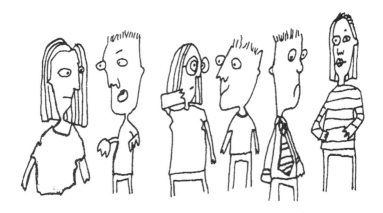

MITOS SOBRE LAS PERSONAS QUE CONSUMEN DROGAS

• **Son perdedores:** la sociedad es muy crítica de las personas que toman drogas. Los medios de información, particularmente, juzgan sin perdonar jamás y esta es una de las razones por las que la gente considera que cualquiera que tenga problemas con las drogas es un perdedor. La realidad es otra: la gente que utiliza drogas es gente que tiene problemas y necesita ayuda, no etiquetas.

• **La mayoría terminará muerta:** por fortuna, la mayor parte de las personas que utilizan drogas ilegales *no* terminan muertas debido a ello. Esto se debe a que casi todos las prueban por curiosidad y son muy pocos los que terminan volviéndose adictos. Pongamos las cosas en perspectiva: en el Reino Unido las drogas ilegales matan anualmente a 300 personas, el alcohol acaba con las vidas de unas 30 000 personas cada año, y el tabaco trae como resultado 100 000 muertes prematuras en ese mismo lapso. Sin embargo, esto *no* significa que las drogas sean seguras, no lo son; y no importa qué droga pruebes, tu salud siempre correrá varios riesgos; desde efectos colaterales que pueden causar complicaciones de inmediato, hasta problemas de salud a largo plazo (ve los capítulos específicos sobre este tema para averiguar más detalles). Si tienes dudas, ¡mejor no las pruebes!

• **Son personas que vienen de familias marginales:** otro gran mito sobre el abuso de las drogas es que sólo es un problema en las zonas pobres. Las estadísticas nos muestran que el abuso de drogas ocurre en todos lados, así que no te dejes engañar.

• **Tienen problemas mentales:** *"La gente cuerda no usa drogas"*. De hecho, esta es una cita textual de una profesora que tuve. La gente que usa drogas no está loca (aunque pienses que se debe estar loco para probarlas), lo más probable es que las hayan probado por muchas razones distintas, desde el deseo de experimentar hasta la simple curiosidad.

• **Todos son adictos:** volverse adicto a una droga lleva tiempo. Al contrario de lo que la mayor parte de la gente dice, no basta probar en una sola ocasión para volverse adicto. Sin embargo, hay ciertas drogas, como la heroína y el crack, a las que es fácil volverse adicto con rapidez.

• **Tienen personalidades propensas a la adicción:** en esta época todo el mundo piensa que es psicoanalista y esa es la razón por la que términos como el mencionado son utilizados de manera incorrecta. No es verdad que un cierto tipo de personalidad sea más susceptible a la adicción que otro. Sin embargo, sí hay gente con ciertos problemas que los hacen más proclives a volverse adictos.

MÁS MITOS SOBRE LAS DROGAS

Decir no a las drogas es fácil

Hay personas que están convencidas de que jamás van a probar una droga ilícita u otra sustancia potencialmente nociva, y jamás lo hacen. Otras creen que pueden decir no a las drogas, pero cuando llega el momento no les resulta tan fácil hacerlo. Es bueno tener convicciones firmes en relación con las drogas, pero confiar demasiado en esas convicciones puede traerte problemas, ya que puede hacerte creer que lo sabes todo y que estás a salvo aunque en realidad no lo estés. Además, pretender que lo sabes todo en cuanto a los motivos por los que la gente consume drogas no te ayudará a hacer amigos. No es verdad que haya un solo "tipo" de persona que toma drogas y se vuelve adicta.

A mí no me va a suceder nunca

La mayoría de las personas que toman drogas lo hacen por el placer que obtienen, porque han escuchado lo maravillosas que son y lo magnífica que puede llegar a ser la experiencia. Nadie imagi-

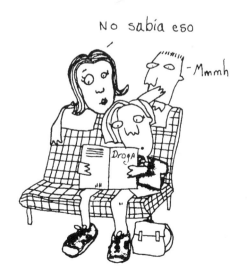

na que va a terminar muerto o en el hospital. Casi toda la gente piensa que es invencible y los consumidores de drogas no son la excepción. Sé realista, si vas a tomar drogas es necesario que antes de hacerlo conozcas los peligros que éstas implican. Nadie está seguro al tomar drogas, sin importar lo cuidadoso que sea. Recuerda, aunque todo el mundo piensa que a él o a ella en particular no le va a pasar nada malo, la verdad es que sí pueden suceder, y suceden, cosas malas.

Los drogadictos siempre están encerrados

Existen varias formas de tratar a los drogadictos y encerrarlos en cárceles u hospitales no es buena opción. La mayoría de las ciudades y pueblos grandes tienen servicios de ayuda para drogadictos en los que se intenta educar a la comunidad y apoyar a la gente interesada en obtener mayor información sobre las drogas, o ayuda para dejarlas. Por lo general esto se hace en coordinación con los médicos y los hospitales de las distintas localidades. También existen varios centros de rehabilitación a los que las personas con problemas graves pueden acudir para quedarse durante varias semanas. En esos centros los profesionales entrenados para esas labores brindan ayuda para que las personas que sufren de adicción severa dejen las drogas en forma gradual. Por desgracia, muchos de estos centros de rehabilitación son privados, o tienen restricciones de espacio, y es por eso que hoy se trata a la mayor parte de los adictos en centros locales, donde sus casos se revisan a diario para determinar si deben o no permanecer internados.

Las drogas son un problema exclusivo de los jóvenes

Si lees los periódicos, escuchas a los políticos y miras la televisión, puedes pensar que las drogas son un problema exclusivo de los jóvenes. No dejes que te engañe la idea popular de que el consumidor de drogas es una persona joven sin la menor idea del problema en el que se mete. Las drogas afectan a todos. Hay adictos de todas las edades y clases sociales que viven tipos de vida completamente distintos entre sí.

Nadie va a querer ayudar

Para muchas personas las drogas siguen siendo un tema tabú. Al igual que con el sexo, hay gente que considera que simplemente con hablar sobre ellas se promueve el concepto de que está bien consumirlas. También hay gente que te hace sentir culpable por preguntar sobre este tema; ellos piensan que por cuestionarlos es evidente que tienes ganas de probarlas.

Estas concepciones vulgares e ignorantes pueden hacer que no te eduques sobre los peligros de las drogas. Te equivocas si crees que nadie hablará contigo acerca de ellas. Existen personas informadas con las que puedes conversar. Entre quienes te pueden ayudar, aunque quizá nunca te imaginarías acercárteles con preguntas de esta clase, se encuentran:

- Tus padres
- Los padres de algún amigo

- Algún maestro en el que confíes
- Tu médico, quien mantendrá en confidencia las conversaciones que sostengan
- Un hermano o hermana mayor
- Alguna enfermera de tu clínica local
- El encargado de tu farmacia local
- Tu biblioteca local
- La biblioteca de tu escuela
- Revistas

LA LEY Y LAS DROGAS

La mayoría de los consumidores de drogas piensan que ellos jamás van a ser atrapados por la policía. También consideran que, aunque los atrapen, serán puestos en libertad: a final de cuentas, ¿a quién le importa que cargues una pastilla de éxtasis si hay grandes barones de la droga sueltos? La realidad es que a la mayor parte de las personas que son arrestadas por drogas se les detiene con cantidades pequeñas. La ley no tiene demasiadas consideraciones con aquellos que son detenidos transportando drogas (posesión), y muchas menos con los que atrapa regalando o vendiendo droga a sus amigos (distribución). En el Reino Unido, si vas a juicio se te acusará bajo la *Misuse of Drugs Act 1971* (Acta sobre el mal uso de las drogas, aprobada en 1971), y se te enjuiciará de acuerdo con el tipo de droga que se te haya encontrado, por ejemplo: droga clase A, B o C. Las drogas se clasifican según qué tan peligrosas son y, mientras mayor sea el nivel de clasificación de la droga, mayor será la pena que te darán si eres atrapado con ella.

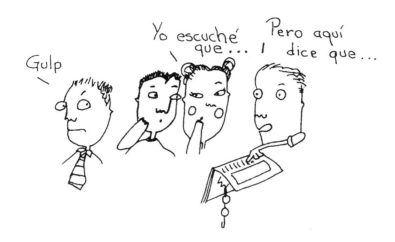

Las drogas de clase A son la heroína, la cocaína, el LSD y el éxtasis. La pena por posesión es de una multa y hasta siete años en prisión. La pena por distribución es de una multa y cadena perpetua.

Las drogas de clase B son la cannabis y las anfetaminas. La pena por posesión es de una multa y hasta cinco años en prisión. La pena por distribución es de una multa y hasta 14 años en prisión.

Las drogas de clase C son los tranquilizantes, por ejemplo el Valium (estas drogas no son ilegales si un médico las receta, pero si no son recetadas, entonces se vuelven ilegales). La pena por posesión es de una multa y hasta dos años en prisión. La pena por distribución es de una multa y hasta cinco años en prisión.

Cualquiera que posea, cultive, importe, exporte o distribuya drogas rompe la ley. No dejes que te engañen y te hagan pensar que tu edad puede servir como excusa, eso no es verdad. Si tienes entre 10 y 14 años entonces todavía serás clasificado como "niño", pero aun así puedes ser juzgado como adulto si el fiscal prueba que sabías que eso era incorrecto. Si tienes 14 seguirás siendo clasificado como "joven" y se te juzgará en un tribunal de menores, pero tendrás responsabilidad criminal completa por tus acciones, igual que un adulto. Si te arrestan con drogas y se te juzga, puede suceder lo siguiente:

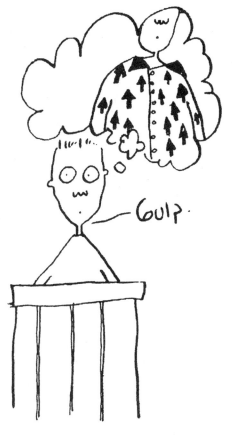

Menos de 14 — Dependiendo del tipo y la cantidad de droga con la que te atrapen tu pena puede ser una advertencia, si es la primera vez que eres arrestado, y que se les avise a tus padres del crimen que cometiste. Si es la segunda vez que te arrestan es posible que debas asistir a un juzgado para menores y, si eres sentenciado, quizá se te apliquen restricciones en cuanto al lugar donde puedes vivir, lo que puedes hacer y las escuelas a las que puedes asistir. También es probable que tengas que acudir a sesiones de terapia de rehabilitación y, por lo general, tus padres tendrán que estar presentes durante el juicio y hacerse responsables de tus actos futuros.

Más de 14 — Como se dijo anteriormente, a menos que estés vinculado con un criminal adulto (en cuyo caso tendrás que asistir a un juzgado para mayores en lugar de uno para menores), lo más probable es que se te ponga en custodia o te multen, dependiendo de la gravedad del delito que hayas cometido.

LA LEY Y EL ALCOHOL

A menos que tengas más de 18 años, no está permitido que compres alcohol. Si intentas comprar o beber alcohol en un negocio autorizado para su venta, puedes ser multado hasta con 1 800 dólares. Si tienes menos de cinco años y tus padres te dan alcohol, entonces ellos estarán cometiendo un delito. También podrán ser juzgados si te compran un trago en un bar y tú tienes menos de 18 años, o si te mandan a un supermercado o licorería para que les compres alcohol. En este caso también puede ser juzgado el encargado del establecimiento donde hayas comprado la bebida.

LA LEY Y EL TABACO

Es un crimen que el encargado de una tienda le venda cigarrillos (así como puros, tabaco suelto o papel para liar) a cualquier persona menor de 16 años, sin importar que ésta lo vaya a utilizar para consumo personal o se lo esté comprando a otros. Aunque no se considera un crimen que un menor de 16 años fume en privado, o esté en posesión de tabaco, existe la posibilidad legal de que un oficial de policía le confisque el tabaco a cualquier menor de 16 años que encuentre fumando en público.

Estas leyes son aplicables en Inglaterra, donde fue escrito el libro; sin embargo, seguramente en tu país son similares, debes estar prevenido y conocer el riesgo. (N. del T.)

CAPÍTULO DOS

Las drogas y la presión de grupo

CUESTIONARIO

¿ESTÁS BAJO PRESIÓN?

1 Todos tus amigos fuman, ¿qué te hace sentir eso?
- a) *Curiosidad: te gustaría averiguar de qué se trata eso de fumar.*
- b) *Angustia: todos quieren que tú también fumes.*
- c) *Molestia: es un hábito sucio y apestoso, además todo el mundo sabe que provoca cáncer.*

2 Te interesa un chico de quien se sabe que le gusta emborracharse todo el tiempo. Quieres gustarle, ¿qué harías?
- a) *Comenzar a emborracharte cuando estés cerca de él para que sepa que "eres de su onda".*
- b) *Hablarle sobre el daño que le está causando el alcohol y esperar que se dé cuenta de lo mucho que te importa lo que pueda sucederle.*

c) *Beber la misma marca de cerveza que él bebe y esperar que se dé cuenta de lo que haces.*

3 Tu hermana te dice que averiguó sobre una dieta magnífica que consiste en fumar tabaco y beber café, ¿qué harías?

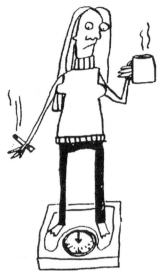

a) *Hablar con ella y animarla a que adquiera hábitos más saludables.*
b) *Probar la dieta, no te molestaría perder unos cuantos kilos.*
c) *Preocuparte por ella, pero probar la dieta de cualquier forma.*

4 Estás en una fiesta y todos tus amigos están fumando cannabis, ¿qué harías?
a) *Ignorarlos: si quieren comportarse como idiotas es su problema.*
b) *Ignorarlos, pero sentirte marginado y un poquitillo tentado.*
c) *Unírteles, ¿qué daño puede causarte?*

5 ¿Qué tan a menudo prestas atención a los anuncios en contra del alcohol y las drogas?
a) *Nunca.*
b) *A veces.*
c) *Siempre.*

CALIFICACIÓN

1.	A 5	B 10	C 0
2.	A 10	B 0	C 5
3.	A 0	B 5	C 10
4.	A 0	B 5	C 10
5.	A 10	B 5	C 0

RESULTADOS

0-15

Sabes qué hacer en relación con las drogas. También puede decirse que formas parte de esa minoría que no se siente tentada, ni siquiera un poco curiosa, por probar alguna droga. Qué bueno que sea así, pero recuerda no juzgar con demasiada severidad a los que deciden probarlas, ya sea por el deseo de experimentar o por no poder con la presión. Con regañarlos no vas a lograr que lo dejen, y sí que dejen de escucharte.

20-35

¡Guau! ¡Verdaderamente estás bajo presión! Por un lado te preocupan las drogas y por el otro tienes miedo de ser marginado por tus amigos. Estás consciente de los problemas que las drogas acarrean, así que tú mismo debes tomar la decisión correcta para ti. Pero por favor recuerda: si alguien está dispuesto a abandonar tu amistad sólo porque no quieres tomar drogas, no vale la pena preocuparse por esa persona.

40-50

Te serviría informarte un poco más sobre las drogas (y entre ellas se incluyen el tabaco y el alcohol). Está bien tener curiosidad, pero probar las drogas sólo para atraer la atención o para divertirte no es lo mejor que puedes hacer. Hazte un favor a ti mismo, infórmate sobre las drogas antes de hacerte daño.

El "grupo" consiste en las personas con las que te llevas, que normalmente tienen la misma edad que tú. "Presión de grupo" significa que tus amigos y compañeros de escuela te presionan para que hagas cosas que no deseas. A veces es más sencillo seguir a la multitud; después de todo quieres caerles bien a tus amigos y no deseas que te marginen. Si todas tus amistades beben, fuman o experimentan con las drogas, puede llegar a ser muy difícil resistirse, incluso si estás consciente de los riesgos a la salud y del hecho de que hacerlo implica infringir la ley. En un mundo ideal sería posible que te pusieras firme y le dijeras NO a cualquier cosa que te ofrecieran sin necesidad de sentirte dejado de lado, aburrido o anticuado. Pero, desgraciadamente, el mundo real no es idóneo y a menudo decir sí es mucho más fácil que decir no.

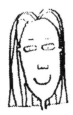

"Las cosas no son tan sencillas, no se puede decir no y después seguir siendo amiga de alguien que se droga; incluso si esta persona dice que no le molesta que una no quiera probar, es horrible ser la única que no quiere;

es como si todos pertenecieran al mismo club menos tú y nunca supieras de qué están hablando."

Karen (14)

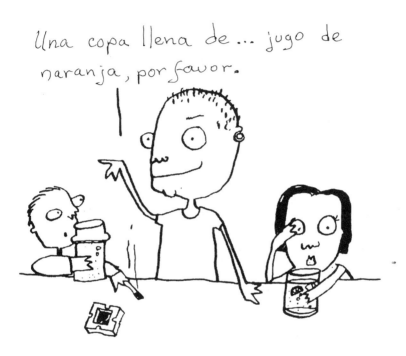

Una copa llena de ... jugo de naranja, por favor.

Hacer amigos es difícil a cualquier edad y la realidad es que, a pesar de lo que puedan pensar tus padres, durante la juventud los amigos parecen ser lo más importante de la vida. En esa etapa, mientras más se pertenece a un grupo, más sencillo parece todo, y por eso es tan difícil tomar una decisión que puede provocar rechazo. Para los adultos es muy fácil decirte que debes confiar en ti mismo, pero, ¿cómo lograrlo si hacerlo implica que te hagan sentir incómodo e incluso "fuera de onda"?

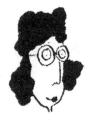

"La mayoría de mis amigas fuman, pero yo no. Hace poco mi mejor amiga me dijo que todos pensaban que me daba miedo fumar y que me portaba como un bebé. Eso me molesta muchísimo, si se corre la voz ningún chico va a querer acercárseme."

Sue (13)

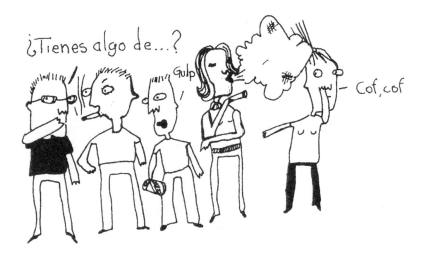

SÍNTOMAS DE QUE ESTÁS BAJO PRESIÓN

- Tus amigos o amigas se burlan de ti porque no fumas o bebes.
- Comienzas a sentirte marginado tan sólo porque no fumas, no bebes ni tomas drogas.
- La gente te acusa de decir no porque tienes miedo.
- Tus amistades actúan como si fueran mayores y más sabios que tú sólo porque toman drogas.

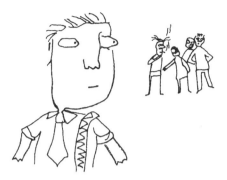

- Te dicen que para el sexo opuesto fumar y beber es sensual.
- Comienzas a fumar y beber para complacer a tus amistades.
- Sientes que no le vas a caer bien a la gente si dices no.

LAS COSAS EXTRAÑAS QUE CAUSA LA PRESIÓN DE GRUPO

"Todos mis amigos fuman mariguana; yo no lo hago, pero me cuesta trabajo. Ellos siempre intentan persuadirme para que me dé un 'toque' (una fumada), y actúan como si yo fuera demasiado infantil para darme cuenta de lo buena que es la mariguana. Siempre digo no, pero termino sentado en una esquina, sintiéndome abandonado."

Sam (14)

"Es difícil no beber, porque todo el mundo lo hace. Ni siquiera me gusta el sabor del alcohol, pero siempre

me quedo parada con un vaso en la mano
porque si no lo hago me siento extraña."
Donna (14)

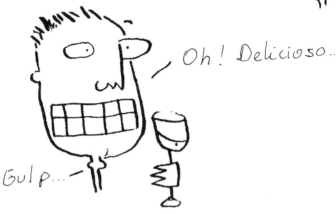

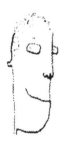

"A veces, cuando mamá sale a trabajar, Steve,
mi hermano mayor, y yo robamos el alcohol
que ella guarda en su cajón de bebidas. La
primera vez me dio miedo, pero Steve me dijo
que él siempre le robaba. Las vacaciones de
verano pasadas nos tomamos una botella
entera de vino y otra de ginebra, pero mamá
ni siquiera se enteró."
Tom (11)

Lo más extraño de la presión de grupo es que probablemente ni siquiera te des cuenta de que la
sufres. Quizá tus amigos o amigas dicen que está
bien que digas no, pero después actúan como si no
estuviera bien que lo hicieras.

"Cuando les dije a mis amigas que nunca iba a fumar,
me dijeron que estaba bien y que era mi decisión.

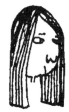

Pero desde entonces han comenzado a salir, casi siempre al parque, sin mí. Les pregunté por qué me dejaban y me contestaron que no me gustaría ir porque todo el mundo fumaba y yo me iba a sentir rara."

Lucy (13)

Tal vez sientas que debes probar las drogas para que tus amigos y amigas dejen de tratarte como si fueras aburrido o como si tuvieras la mente demasiado cuadrada.

"Nunca he tomado drogas, pero cuando estoy con mis amigas finjo que he consumido éxtasis. Todas ellas lo han probado y sé lo que piensan de la gente que no toma drogas. Sé que estoy mintiendo de una forma muy estúpida, también sé que algún día van a querer que tome éxtasis con ellas. La verdad es que eso me asusta, porque si llega el momento voy a tener que hacerlo."

Mandy (14)

Quizá sientas la tentación de rendirte ante la presión de grupo para dejar de ser el marginado.

"No me gusta beber, el alcohol sabe horrible, pero no puedo dejarlo porque todo el mundo bebe. Ninguno de mis amigos me obliga y yo tampoco los obligo a ellos. Hay veces en las que pienso en dejarlo, pero

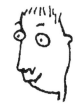

cuando salimos siempre hay alguien que trae alcohol y entonces siento que tengo que beber."

Mark (14)

También es posible que consideres que experimentar con drogas puede hacer que resaltes sobre los demás, que obtengas atención, o que seas el líder del grupo. Quizá asocies el tomar drogas con la madurez. Tal vez pienses que te van a ayudar a ser menos tímido y a darte confianza.

El verdadero problema, por supuesto, es que el alcohol y las drogas *no* solucionan ninguno de estos problemas y, de hecho, los complican aún más. Estas sustancias te hacen sentir que no puedes lograr nada sin ellas y que son la única forma de poder afrontar la vida.

En cuanto a la presión de grupo, tomar drogas no es prueba de que seas una buena amiga o un buen amigo, tampoco es prueba de que tus amigos estén "en onda" o sean muy mundanos y maduros. Los amigos de verdad no tienen por qué animarte a que hagas cosas peligrosas, aunque a ellos les guste hacerlas. Recuerda, alguien que se siente bien con lo que hace no necesita tener una pandilla de seguidores para que lo apoyen. A menudo las personas te presionan para que hagas cosas con ellas debido a que tienen miedo de hacerlas solas.

MITOS SOBRE LA PRESIÓN DE GRUPO Y LAS DROGAS

Siempre son otros quienes se vuelven adictos y terminan dañados por las drogas

"La gente que muere me da lástima, pero casi siempre les pasa por tomar demasiada droga. Mis amigos y yo nos cuidamos, nunca tomamos demasiado."

Paul (14)

Parte del problema de las drogas es que la mayoría de las personas que las toman piensan que son invencibles, que nunca van a ser afectadas por los peligros que implican las drogas ya que siempre son otros los que terminan en el área de urgencias de los hospitales, son otros los que no pueden lidiar con los efectos de las drogas.

Si sientes la tentación de probar las drogas, o si ya las tomas (sin importar que lo que consumas sea alcohol, cigarrillos o éxtasis), no ignores la información y las advertencias. Las drogas pueden llevarte a la tumba; ellas no discriminan: puede sucederle a cualquiera.

La gente consigue droga por medio de los traficantes

"Nosotras no le compramos éxtasis a gente que no conocemos, lo conseguimos con un chavo de la escuela que, a su vez, lo consigue a través de su hermano. De esta manera pode-

48

mos estar seguras de que el éxtasis es bueno y no la basura de la que a veces hablan en los periódicos."

Liz (15)

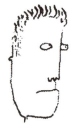

"Mi mamá piensa que fueron mis compañeros de escuela los que me llevaron a fumar, pero no es verdad, fue mi hermana. Una vez la encontré fumando y ella me dijo que si prometía no decir nada me iba a regalar unos cuantos cigarrillos."

Damon (14)

Al contrario de lo que la mayor parte de la gente piensa, lo más común es que uno se ponga en contacto con las drogas a través de amigos y hermanos y hermanas mayores, no a través de anónimos traficantes callejeros. Es más, si alguien que te cae bien te ofrece droga es aún más complicado negarte.

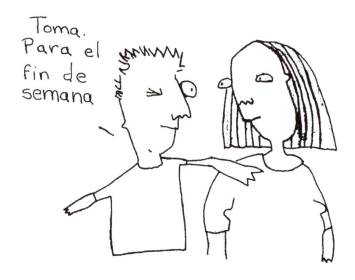

"Admiro mucho a Tara. Ella es bonita, divertida y además siempre se ve maravillosa. Cuando empezó a hablarme me puse muy feliz porque casi nunca tengo amigas como ella. Sabía que le gustaba fumar y beber y la verdad es que eso no me sorprendía, pero cuando me ofreció un cigarrillo no pude negarme. Sé que es estúpido, pero quiero caerle bien y que piense que también soy madura."

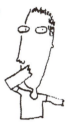

Fran (13)

Si las amistades fueran sinceras, es decir, si dijeran claramente que si no fumas no vas a caerles bien, a la mayoría de la gente no le causaría ningún problema decir no. Por desgracia, la presión de grupo no se da de esta manera. A menudo la persona se presiona a *sí misma* e imagina que nadie va a quererla o aceptarla, o que no va a caerle bien a nadie si rehúsa hacer lo que sus amigos hacen.

Todas las drogas son peligrosas

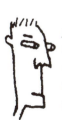

"Siempre escucho que todas las drogas son peligrosas y pueden matarte. Creo que eso es mentira, yo fumo bastante mariguana y nunca me ha pasado nada malo; por eso pienso que todo lo demás que dicen sobre las drogas también debe ser mentira."

Maz (14)

El peligro de tomar una droga depende de muchas cosas, por ejemplo *qué* tomaste, *cuánto* tomaste y el estado de ánimo que tenías al tomarla. Aunque hay drogas menos peligrosas que otras, las producidas ilegalmente *siempre* son peligrosas ya que no se puede saber con certeza qué contienen. Además, su forma y tamaño son muy variados, así que nunca confíes en un amigo que te dice que una droga no te va a hacer mal simplemente porque él ya la probó. Cada persona reacciona de manera distinta con las drogas: la estatura, el peso, la edad y el sexo son determinantes. Recuerda, si una droga resulta más fuerte de lo que pensaste, y además no sabes qué contiene, será más probable que te haga daño.

Las "drogas blandas" llevan a las "drogas duras"

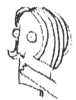

"He escuchado que fumar mariguana a menudo lleva a la gente a fumar crack. Lo que me preocupa es que mi novio fuma todo el tiempo, ¿eso significa que va a volverse un adicto?"

Mel (14)

Uno de los mitos más grandes que hay es el de que tomar drogas blandas automáticamente lleva a las drogas duras. No existe ninguna evidencia que pruebe esto, aunque sí se sabe que beber en exceso aumenta las posibilidades de que pruebes otras drogas. Además, tomar cualquier tipo de droga aumenta la probabilidad de que entres en contacto con drogas "más duras". Esto se debe a que drogas como el éxtasis, el *speed* y el LSD a menudo están mezcladas con otras sustancias que, casi siempre, pueden conseguirse a través de las mismas fuentes. Lo que debes recordar siempre que trates con drogas es que tienes la posibilidad de optar por lo que tú quieras: por no tomarlas, por dejar de tomarlas, o por no tomar cosas aún más fuertes.

Las drogas son *cool*

> *"Una amiga de mi hermana había sido modelo y decía que las modelos estaban flacas porque fumaban todo el tiempo y tomaban drogas. Ella decía que no eran adictas ni nada por el estilo, nada más estaban haciendo lo normal entre gente famosa."*

> *Tammy (13)*

Es triste, pero cantantes de música *pop*, modelos, actores, actrices y muchos otros personajes famosos han sido asociados con la droga y esto hace que parezca *cool* tomarla. ¿Acaso no es común ver imágenes de gente famosa con un trago en la mano y un cigarrillo entre los labios? Beber y fumar, por asociación, también parece *cool*. Sin embargo, el otro lado de la historia es verdaderamente trágico. Las personas en estas profesiones (y también algunas que no tienen trabajos tan prestigiosos) a menudo comienzan a tomar drogas debido a que tienen que lidiar con una vida llena de presiones y después de un tiempo se dan cuenta de que ya no pueden vivir sin ellas. Muchos terminan en clínicas de rehabilitación, en centros de internamiento para alcohólicos, e incluso en el cementerio. ¿Te parece que eso es *cool*?

CÓMO DECIR NO SIN PERDER A TUS AMIGOS

Hay ocasiones en las que decir no, simplemente no funciona. A veces tus amigos pueden querer seguir persuadiéndote, diciéndote que estás mal y que deberías probar las drogas. Aunque es difícil, puedes encontrar maneras de superar esto sin tener que ceder ante ellos.

Podría darte algunas frases hechas para decir no cuando te ofrezcan droga, pero la verdad es que para que las cosas funcionen es necesario que digas no a tu manera. Así estarás más convencido de lo que dices y expresarás tus sentimientos de la forma más segura posible.

Sin embargo, recordar lo siguiente puede ayudarte:

- Nadie puede hacerte sentir menos sin que tú se lo permitas. La madurez, así como ser moderno y *cool*, son cosas que vienen del interior y no tienen nada que ver con beber, fumar o ingerir drogas.
- Di no y no te sientas mal por hacerlo. No es bueno obsesionarte con lo que dijiste, con la manera en que lo dijiste y con lo que la gente pueda pensar de ti.
- Puede ser incómodo ser el único o la única que no toma drogas, pero recuerda que es tan sólo una etapa de tu vida y, al igual que todas las demás etapas incómodas, terminará por pasar.
- No empeores las cosas permitiendo que tu imaginación exagere las situaciones. Ser diferente

de los demás es difícil, pero no implica
que dejes de caerles bien a tus amistades.

*"Cuando me negué a fumar drogas en una
fiesta me imaginé que todas mis amigas y
amigos iban a pensar que era una estúpida.
Me sentía tan mal que me fui a casa temprano
y me puse a llorar. Durante el fin de semana llegué a la
conclusión de que si no les caía bien por no querer
tomar drogas, entonces yo no quería ser su amiga
tampoco. El lunes, cuando llegué a la escuela, estaba
lista para pelearme con todos, pero me enteré de que
se habían quedado preocupados por mí, y que no
sabían por qué me había sentido tan mal."*

Tina (14)

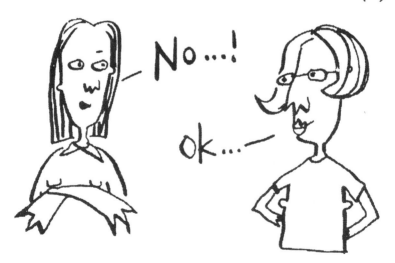

• Suena extraño, pero es cierto: nadie te juzga.
  Todo el mundo está tan preocupado por sí mismo
  y la imagen que proyecta a los demás, que ni
  siquiera tiene tiempo para pensar en ti.

- Interroga a las personas que te presionan para que tomes drogas. A final de cuentas, si las drogas son tan maravillosas, ¿por qué es tan importante tu compañía? Si alguien te molesta por decir no, pregúntale lo siguiente:
  - ¿Por qué te importa tanto que tome drogas?
  - ¿Por qué te molesta que diga no?
  - ¿Por qué tienes que forzar a otras personas a que tomen drogas?

CÓMO LIDIAR CON AMIGOS QUE BEBEN Y/O TOMAN DROGAS

Cómo identificar a alguien que tiene problemas con las drogas

- Cambios bruscos de estado de ánimo; puede ser agresivo o estar soñoliento.
- Pérdida del apetito, falta de interés por la comida.
- Depresión y ansiedad, paranoia o tristeza constante.
- Mayor necesidad de dinero, quizá pide más dinero prestado o roba.
- Dolores corporales extraños o cicatrices en los brazos (sólo en algunos casos).
- Olores o manchas inusuales en la ropa.
- Pérdida de la capacidad de concentración.
- Apatía por los pasatiempos o actividades que antes le interesaban.

El problema al lidiar con un amigo que tenga un problema grave con las drogas es, básicamente, definir si uno debe hacerse responsable de él o si es mejor dejar que haga lo que quiera. A menudo, por no querer molestarnos o por pensar que el amigo nos va a odiar por interferir en sus asuntos, preferimos no involucrarnos. Lo que tienes que valorar es la gravedad del problema y el tipo de ayuda que crees que tu amigo o amiga necesita.

Pregúntate lo siguiente:

- ¿Es mi amigo un peligro para sí mismo?
- ¿Es un peligro para los demás?
- ¿Qué tanto se ha deteriorado su vida por consumir drogas? ¿Dejó de ir a la escuela o de comer, ya no duerme bien o roba para mantener su adicción, por ejemplo?
- ¿Hay alguien más que sepa lo que ocurre?
- ¿Sospechas que, en el fondo, toma drogas como una forma de pedir ayuda?
- ¿Está involucrado con gente peligrosa?

Responder estas preguntas te ayudará a determinar qué tan grave piensas que es el problema de tu amigo o amiga.

Es difícil saber si debes involucrarte, pero lo principal es esto: ¿qué tan mal vas a sentirte si algo le sucede a tu amigo y te das cuenta de que nunca hiciste nada por ayudarle? No es necesario que hables con la policía o los maestros de la escuela, lo que debes hacer es encontrar a alguien mayor en quien confíes y que tenga la disposición de ayudar. Un hermano o hermana mayor, un pariente, incluso alguno de tus padres, son quienes pueden ayudarte a poner en perspectiva el problema de tu amigo y a encontrar qué tipo de ayuda necesita. También existen líneas telefónicas (ve la página 62) en las que se ofrece ayuda e información.

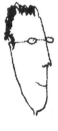

"Sabía que mi hermana llevaba como un año tomando drogas, pero sentía que no debía decir nada porque ella es mayor que yo. Un día llegué a casa y mamá dijo que se la habían llevado de urgencia al hospital debido a una posible sobredosis. Me sentí terriblemente culpable, no podía dejar de pensar que si tan sólo hubiese dicho algo eso jamás habría sucedido."

Helen (12)

"Intenté ayudar a mi amigo varias veces. Intenté hablar con él, le conseguí volantes con información sobre las drogas, incluso le ofrecí acompañarlo a un centro de ayuda, pero él rehusó todo. Finalmente, tuve que decirle a su mamá, pero eso tampoco ayudó. Mi amigo todavía toma muchas drogas y no hay nada que alguien pueda decirle para hacerlo cambiar. Antes me hacía sentir mal (y culpable), pero ahora ya no. Intenté ayudarlo y eso es todo lo que podía hacer, no es mi culpa que él no deje las drogas."

Will (16)

CÓMO LIDIAR CON PADRES QUE BEBEN Y/O TOMAN DROGAS

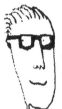

"Papá bebe todo el tiempo. Mamá dice que él no tiene problemas con su manera de beber, pero creo que se está engañando. Papá ha perdido trabajos debido al alcohol, siempre se mete en pleitos y en ocasiones se emborracha tanto que ni siquiera puede llegar a casa. Es patético."

Mike (12)

"Mi mamá dejó a mi papá por el problema que él tenía con las drogas. No sé qué droga tomaba, pero una vez lo vi en la calle y me dio asco. Apenas pudo reconocerme e intentó que le diera dinero."

Jules (16)

"Mi mamá tiene un problema, pero todos en mi familia simulan que no es así. Dicen que está muy presionada y que esa es la razón por la que bebe, o que es infeliz y por eso necesita tomar una copa. A mí me parece que esas son estupideces: mi mamá tiene un problema y necesita ayuda."

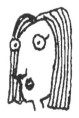

Tanya (14)

En ocasiones las familias ocultan los secretos y problemas porque no pueden enfrentar la realidad de una situación. Cuando esto sucede puede resultarte difícil continuar con tu vida. Quizá sientas que tú debes ser quien ayude, oculte o incluso mienta para que la situación no se note. Es posible que tus padres incluso esperen que tú lo hagas. Si el comportamiento de uno de tus padres afecta tu vida hasta el punto de tenerte preocupado todo el tiempo, es necesario que hagas algo. Quizá tengas que ser tú la voz de la conciencia que diga: "¿qué es lo que está sucediendo?" Quizá tengas que ser tú quien busque ayuda por medio de una agencia especializada, de una amistad o de otro adulto.

También hay veces en las que los hábitos de tus padres pueden no afectarte directamente, pero que aún así te sientas preocupado. Si este es el caso, debes poner en perspectiva tus miedos y hablar con tus padres. Por ejemplo, si ellos toman una o dos copas cuando llegan del trabajo, no significa automáticamente que sean alcohólicos. Sin embargo, si tus padres recurren a las drogas (el alcohol incluido) cada vez que algo malo les ocurre, si se ponen violentos al beber, o si (por ejemplo) colocan al alcohol antes que todo lo demás en sus vidas, es muy probable que tengan un problema y sea necesario que busques ayuda.

Recuerda, es imposible obligar a un bebedor a dejar de beber; sólo dejará de hacerlo cuando reconozca que tiene un problema y desee mejorarse. Esto significa que por más que supliques, llores o amenaces no vas a ayudarles ni a ellos ni a ti. Esto *no* significa que debas ignorar el hecho de que beban; es más, hablar con ellos cuando estén sobrios puede ayudarte a comprenderlos mejor y también puede ayudar a que ellos se den cuenta de lo mucho que te presiona su problema.

CUÍDATE A TI MISMO

- Aunque te digan lo contrario, tener un padre con un problema de adicción nunca será culpa tuya. Hagas lo que hagas, no te culpes.
- ¿Tu vida, o la de tus hermanos o hermanas, está en peligro? ¿Tus padres son un peligro para sí mismos cuando beben? ¿Tienes que faltar a la escuela para cuidarlos? Si tu respuesta a cualquiera de estas preguntas es afirmativa, entonces necesitas buscar ayuda (ve la página 62).
- Pedir ayuda no implica meter en problemas a tus padres o que te manden a un orfanato.
- Piensa en ti. Es fácil olvidar lo difícil que es vivir con un adicto. Reconoce tus sentimientos y habla con alguien en quien confíes.

CÓMO LIDIAR CON PADRES QUE ESTÁN EN CONTRA DE TODO

"Mis padres están tan en contra de las drogas que cada vez que hablan sobre ellas en la televisión se ponen a despotricar. Dicen que sólo los chicos ignorantes toman éxtasis y sólo los estúpidos se emborrachan. Si mis padres supieran cómo son mis amigos enloquecerían y probablemente me prohibirían

*volver a verlos. **Mis padres son muy anticuados y no
entienden que en esta época todo el mundo toma
drogas. Hay veces en las que me gustaría tomar algo
sólo para impresionarlos y que se den cuenta de que
están equivocados.***"*

Tom (14)

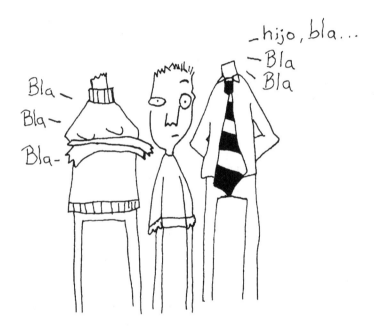

Es difícil lidiar con padres que están en contra de
todo. Además, esa actitud casi siempre demuestra
que son personas cerradas al diálogo y poco abiertas
a escuchar lo que en verdad sucede en tu vida. A
final de cuentas, ¿quién puede ser honesto si sabe
que todo lo que diga será usado en su contra?
Intenta reconocer por qué tus padres se comportan
de esta manera para que puedas tranquilizarlos más
fácilmente.

1 Hay padres que actúan como si fueran guardaespaldas debido a que están preocupados porque piensan que no vas a tomar la decisión correcta en relación con las drogas. La manera de lograr que dejen de vigilarte como policías es asegurándoles que están equivocados, dejándoles claro que no vas a cometer tonterías con el alcohol o las drogas. No llegues a medianoche y borracho a casa, tampoco salgas huyendo sin decir a dónde vas. Es difícil ser abierto en relación con lo que haces, pero, ¿vale la pena guardar en secreto a dónde vas a pesar de todos los problemas que provoca?

2 Los periódicos están llenos de historias sobre jóvenes que mueren debido a incidentes relacionados con las drogas y el alcohol; por tanto, no es extraño que los padres exageren sus precauciones y no quieran perderte de vista. Si tu situación es similar es apropiado que negocies cuidadosamente algunos puntos con tus padres: no les ocultes con quién te llevas y déjales claro que no vas a hacer nada estúpido. Llega a casa a la hora que prometiste, no llegues borracho y no los asustes contándoles lo "salvaje" que estuvo la fiesta y cosas por el estilo.

3 Hay padres que no entienden lo que sucede con el alcohol y las drogas, simplemente porque nunca han entrado en contacto con estas sustancias y eso hace que sean muy rígidos en cuanto a este tema. Puede ser que eso te moleste, pero considerar que lo que te dicen es basura, rehusarte a escu-

62

charlos y explotar cada vez que se ponen a despotricar en contra de las drogas no va a lograr
nada, sólo va a hacerlos pensar que estás a punto
de hacer algo peligroso y eso va a provocar que
sean aún más estrictos. La única forma de lograr
que los padres entren en razón es hablándoles
con sensatez sobre las drogas. Intenta mostrarles
los hechos, consigue volantes informativos (ve
abajo), muéstrales este libro, asegúrales que pueden
confiar en ti.

TELÉFONOS DE CENTROS DE AYUDA LOCALES

Locatel 658-11-11 (Pide la extensión
de Joven a Joven)
**Centro de Integración Juvenil,
Prevención y Tratamiento a Adiciones
24 Horas** Oficina central 211-12-12

Vive sin drogas 01 800 911 2000

**No olvides que también puedes pedirle
ayuda a algún maestro, amigo, a algún
hermano o hermana mayor, o a otro
pariente.**

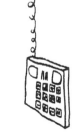

CAPÍTULO TRES

Alcohol

CUESTIONARIO

¿QUÉ TANTO SABES SOBRE LA BEBIDA?

1 Puedo beber tanto como quiera siempre y cuando beba mucha agua y coma también.
Cierto/Falso

2 El café negro disminuye el efecto del alcohol.
Cierto/Falso

3 El alcohol hace que uno se sienta feliz y seguro.
Cierto/Falso

4 Cuatro botellas de cerveza emborrachan más rápido a una mujer que a un hombre.
Cierto/Falso

5 Casi todo el mundo bebe.
Cierto/Falso

RESPUESTAS

1 FALSO. *El agua ayuda a que el alcohol se diluya y dejes de emborracharte; comer antes de beber o mientras lo haces provoca que la absorción del alcohol se haga más lenta debido a que la comida recubre el estómago, sin embargo, aun así tienes que cuidarte, ya que es la cantidad de alcohol que ingieras la que puede hacer que "te pases", sin importar cuánta agua bebas.*

2 FALSO. *La cafeína te hace sentir más alerta y despierto, pero no elimina el alcohol de tu cuerpo.*

3 FALSO. *El alcohol es un depresivo: sólo "te prende" por un instante, y después hace que sientas "el bajón" de nuevo.*

4 VERDADERO. *El cuerpo del hombre contiene más agua que el de la mujer debido a su mayor masa corporal, por eso el alcohol se diluye más rápido en su cuerpo.*

5 VERDADERO. *El 90% de la población emplea el alcohol como parte de su vida social.*

¿QUÉ ES EL ALCOHOL?

Una bebida alcohólica contiene, casi exclusivamente, agua saborizada. Científicamente, el alcohol es un líquido que se obtiene al fermentar azúcar y levadura. Después, este líquido se mezcla con agua y químicos que determinan el sabor y el aspecto de cada bebida. Una gaseosa alcohólica es una bebida burbujeante a la que se le agrega alcohol, por ejemplo los *coolers*.

Para ayudar a moderarte, en las bebidas está impreso el porcentaje alcohólico que contienen, lo cual sirve para que compares la potencia de las distintas bebidas y puedas beber de manera sensata, sin emborracharte por completo cada vez. El porcentaje de alcohol se determina por la cantidad de agua mezclada en la bebida y puede ir desde un 40% (whisky), hasta un 5% (*coolers*) o incluso un 1% (cervezas y vinos de bajo porcentaje alcohólico).

EL ALCOHOL Y LA LEY

• **Comprar alcohol**: comprar alcohol, o intentar comprarlo, si se tiene menos de 18 años, está prohibido por la ley en el Reino Unido. Si tienes entre 14 y 17 años e intentas comprar o beber alcohol en un negocio establecido se te puede cobrar una multa de hasta 1 800 dólares y si tienes entre 10 y 13 años la multa es de 450 dólares. En 1992 se enjuició por comprar alcohol a más de 250 menores de edad. Es ilegal que los menores de 18 años compren alcohol y si el dueño de una cantina o tienda de licores vende alcohol a un menor puede ser enjuiciado. También tus padres pueden violar la ley si te compran un trago en un bar y tú tienes menos de 18 (aunque en los restaurantes a los mayores de 16 se les puede vender cerveza y sidra si también consumen alimentos).

• **Beber alcohol**: actualmente está prohibido que un menor de 18 años beba alcohol en un bar y, si eres menor de 14, no puedes entrar en uno durante sus horas de trabajo. Entre los 14 y los 18 sí puedes entrar en bares, pero no puedes comprar, ni hacer que te compren, alcohol o beber en el lugar. Sin embargo, si eres menor de 18 años, no está prohibido que bebas en tu casa, o en casa de otra persona. En fechas recientes algunas autoridades han recomendado que la policía tenga nuevas atribuciones para que pueda combatir el consumo de alcohol entre menores. La propuesta que plantean es que los policías puedan confiscar alcohol a los menores de 18 años y, de ser aprobado este plan, los adolescentes que sean encontrados en las calles portando bebida tendrán que dar su domicilio si se les requiere y, de no hacerlo, se les podrá multar hasta con 900 dólares. En Estados Unidos no se permite que los jóvenes beban hasta que hayan cumplido 21, ¡y a los mayores de esa edad en ocasiones también se les pide identificación!

- **Asistir a cantinas o bares:** si tienes más de 14 años puedes entrar en bares, aunque sólo se te podrán servir bebidas sin alcohol. Existen cantinas que tienen permisos especiales y se permite que niños menores de 14 entren en el área de bar, siempre y cuando estén acompañados por un adulto. Sin embargo, si eres menor de 18 años es ilegal que compres, te compren o te sirvan alcohol en una cantina o un bar.

¿POR QUÉ BEBE LA GENTE?

"Soy bastante tímido y necesito beber para sentirme animado en una fiesta." Mel (14)
"Me gusta cómo sabe." Lee (14)
"Todo el mundo lo hace; si yo no lo hiciera todos pensarían que soy anticuada." Kelly (14)
"Mis padres dicen que beber es mejor que tomar drogas, así que por lo menos no estoy haciendo algo que sea peligroso." Sue (14)
"Mis padres beben todo el tiempo y nunca les ha hecho daño." Paul (14)
"Lo hago porque me aburro." Sam (15)
"La primera vez que me emborraché tenía 12 años... lo hice porque quería saber qué se siente." Linda (14)
"Bebo para caerle bien a la gente." Karen (13)

Sería tonto querer negar que el alcohol tiene cosas buenas; a final de cuentas, si no fuera así nadie bebería. La realidad es que la gente bebe para relajarse, para socializar y pasarla bien; todo esto es bueno mientras se beba con sensatez. De hecho, beber con moderación puede incluso ser saludable; por ejemplo, se sabe que beber un vaso diario de vino tinto es bueno para las personas que sufren del corazón. Cuando no se modera la cantidad que se bebe es fácil terminar perdiendo el control, asumiendo riesgos innecesarios y acabar enfermo. Además, beber en exceso puede provocarte comportamientos violentos y desagradables, vómito y peligrosos accidentes.

Beber es atractivo.

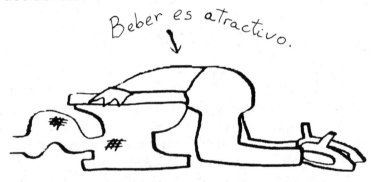

MITOS SOBRE LA BEBIDA

"Te hace sentir feliz." Lee (14)
"Te ayuda a sentirte mejor contigo misma." Sue (14)
"Te da más energía." Paul (14)
"La gente dice la verdad cuando está ebria." Yas (13)
"No puede hacer daño." April (13)
"Da valor." Paddy (14)

Aunque es verdad que el alcohol hace que uno se sienta feliz, seguro y lleno de energía, su efecto estimulante (el sentimiento de energía que da) dura muy poco y rápidamente es reemplazado por el efecto contrario. Esto se debe a que el alcohol es un depresivo y hace que uno se sienta muy mal. También adormece partes del cerebro y eso ocasiona que se pierdan las inhibiciones y el juicio, lo que a su vez causa otros problemas.

> *"Antes era bastante famosa por emborracharme y hacer tonterías: me iba con chicos que acababa de conocer y le decía cosas horribles a personas que, se suponía, eran mis amigos. Hasta que un día llegué demasiado lejos y me desnudé por completo en la fiesta de una amiga. En el momento pensé que era muy divertido, pero al día siguiente me daban náuseas al recordar lo que había hecho. Después de eso no volví a salir en años."*
>
> *Debs (15)*

Al contrario de lo que la mayor parte de la gente piensa, abusar del alcohol (es decir, beber en exceso) sí puede hacerte daño, incluso a corto plazo. En los hospitales cada año se admiten aproximadamente mil menores de 15 años debido a envenenamiento ocasionado por exceso de alcohol. A menudo es necesario drenar su estómago y terminan en cuidados intensivos.

QUÉ SUCEDE CUANDO TE EMBORRACHAS

> *"Beber es genial, te hace sentir feliz de inmediato. A menudo me ayuda a olvidar las preocupaciones de la escuela y me da confianza.*

Cuando siento que se me comienza a pasar el efecto bebo más porque me encanta cómo se siente. Los momentos más divertidos de mi vida han sido cuando mis amigos y yo estamos bebiendo. Pero la mañana siguiente es terrible, hay veces que ni siquiera puedo recordar lo que hice la noche anterior."

Lee (14)

Qué tan borracha esté una persona depende de la cantidad de alcohol que tenga en el torrente sanguíneo. Mientras más bebas, más afectado se verá tu cuerpo, comenzarás a hablar pastosamente, a ver borroso, perderás el equilibrio y te volverás torpe y propenso a sufrir accidentes.

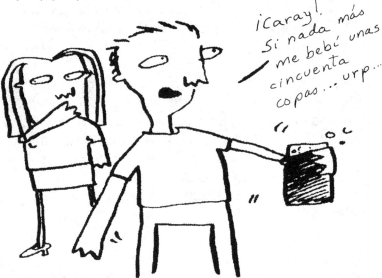

Beber en exceso puede ocasionar que pierdas la conciencia e incluso mueras. Vomitar mientras se sufre un desmayo o mientras se duerme profundamente puede causar muerte por asfixia.

Parte del problema del alcohol es que, al contrario
que la mayor parte de las bebidas y los comestibles,
entra directamente en el torrente sanguíneo desde
el estómago. Esto significa que el alcohol se queda
en el cuerpo hasta que el hígado lo elimina y, para
que esto suceda, por lo general es necesario que
transcurra una hora por cada unidad de alcohol que
se tenga en el cuerpo.

El alcohol se mide en unidades y una unidad es
igual a:

- 284 ml de cerveza o sidra con el contenido
  alcohólico normal; o a
- media copa de vino; o a
- una copa pequeña de licor; o a
- 142 ml de una bebida alcohólica de moderación
  (*cooler* o cerveza).

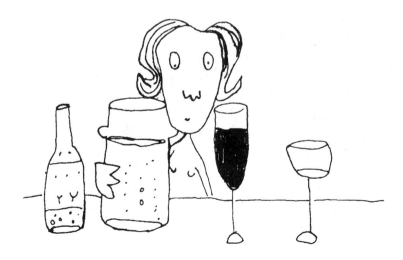

Se recomienda que las mujeres no beban más de
14 unidades por semana y que los hombres no beban
más de 21 unidades. Esta diferencia se debe a que
el cuerpo de la mujer contiene aproximadamente
un 10% más de grasa que el del hombre. Como las
mujeres tenemos menos agua en la que se disuelva
el alcohol, nos emborrachamos con más rapidez
que los hombres.

Si tienes menos de 18 años, la manera en que
reacciones con el alcohol dependerá de tu peso,
altura y tamaño. Aunque los doctores recomiendan
un límite semanal de 14 unidades de alcohol (21
para los hombres) hay que recordar que son límites
estipulados para los ADULTOS y no se aplican a
menores de edad, y tampoco son la medida de lo
que se debe beber semanalmente.

Si piensas beber, sé razonable, toma muy en cuenta
tu edad y tamaño y, sobre todo, recuerda lo siguiente:

• El alcohol tiene muchas calorías, si bebes mucho
  subirás de peso.
• El alcohol deshidrata la piel, haciendo que pierda
  brillo y que sea propensa a barros y espinillas.
• Beber también afecta tu juicio y tus acciones,
  provocando que digas y hagas cosas
  potencialmente vergonzosas e incluso peligrosas.
• Algunas bebidas se absorben con mayor rapidez
  que otras, así que su efecto es más rápido. Por
  ejemplo, las bebidas gaseosas con alcohol llegan
  con mayor velocidad al torrente sanguíneo; si
  bebes aprisa, ingerirás mucho más alcohol del
  que esperabas.

- Beber puede irritar tu estómago y causarte dolores y diarrea.

PROBLEMAS GRAVES DE SALUD

Nunca mezcles el alcohol con otras drogas: puede ser mortal

El alcohol es una sustancia venenosa, de modo que si circula por tu cuerpo con frecuencia es seguro que te hará daño. El alcohol aumenta la posibilidad de sufrir algunas enfermedades y ha habido investigaciones que demuestran que beber en exceso puede ser dañino para los siguientes órganos:

- Cerebro: los bebedores pueden llegar a sufrir reducción cerebral y pérdida de neuronas.

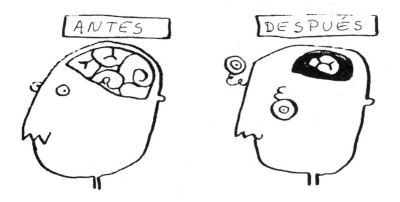

- Hígado: si hay alcohol presente en el torrente sanguíneo durante la mayor parte del tiempo, el hígado se verá impedido de funcionar adecuadamente, lo que a su vez provoca la enfermedad conocida como cirrosis, que puede llevarte a sufrir cáncer de hígado.

• Estómago: el alcohol puede causar graves hemorragias internas.

• Mente: el alcohol puede provocar depresión. Se estima que el alcohol está presente en aproximadamente 65% de todos los intentos de suicidio.

• Salud en general: beber en exceso puede causar deficiencias vitamínicas, obesidad y problemas cutáneos.

BAJARTE LA BORRACHERA

"Lo peor de beber es el día siguiente. La resaca es horrible: dolores de cabeza, náuseas, cansancio. Es espantoso." Charlie (14)
"Un buen desayuno grasoso siempre ayuda." Sue (14)
"Se supone que el café y los huevos crudos sirven, pero nunca lo he probado." Tina (14)

La resaca en realidad es un signo de que envenenaste tu cuerpo con alcohol y es por eso que te sientes enfermo o enferma, te duele la cabeza y quieres dormir. Al contrario de lo que popularmente se piensa, el café, el aire fresco, el agua fría y "curártela" (beber más alcohol) no sirve para bajar la borrachera o para detener la resaca. El café puede hacerte sentir más despierto, pero no contrarresta la cantidad de alcohol en tu cuerpo. La realidad es que no existe ninguna manera sencilla para bajar la borrachera y mientras más bebas, más tardará tu cuerpo en recuperarse. Si quieres que tu resaca mejore, bebe mucha agua, ya que te ayudará a recuperarte de la deshidratación, que es la causa del dolor de cabeza y el cansancio.

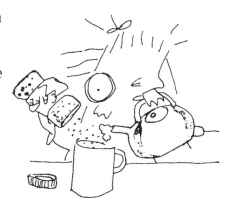

¿TIENES PROBLEMAS CON TU MANERA DE BEBER?

"No necesito beber, pero siempre lo hago, aunque nadie más esté bebiendo. Mis padres no dicen nada porque saben que me gusta hacerlo. Hay veces en las que mi mamá hace comentarios sarcásticos, pero yo nada más la ignoro, a final de cuentas es mi vida y no la de ella."

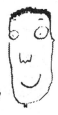

Lee (14)

Lo primero que debes considerar es cuánto beben realmente tú y tus amigos. La mayor parte de la gente piensa que es bebedora sensata; sin embargo semanalmente bebe más unidades de alcohol de las recomendadas.

Si te preocupan tus hábitos relacionados con la bebida, comienza durante un mes a llevar un diario en el que anotes cada bebida alcohólica que consumas, el lugar donde la bebiste, el tamaño del vaso y el tipo de alcohol que tomaste (¡sé honesto!). Después escribe cómo te sentiste el día siguiente y cuántas resacas sufriste. De esta manera podrás ver si bebes de más, o si lo haces con sensatez.

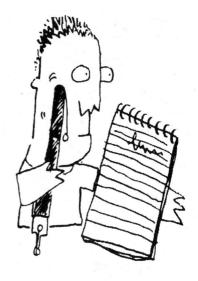

Si sientes que estás perdiendo el control, entonces necesitas buscar ayuda profesional, ya sea a través de tu médico, o a través de alguna de las direcciones incluidas al final de este capítulo. Los síntomas que debes observar en ti, o en otros, para determinar la existencia de un problema con la bebida son los siguientes:

- Estar borracho más a menudo de lo que se está sobrio.
- Faltar a la escuela debido a la resaca.
- Sufrir accidentes causados por la bebida.
- Irritarse cuando la gente habla sobre la bebida.
- Mentir sobre la cantidad de alcohol que se bebe.
- Necesitar tener alcohol cerca.
- Beber solo.
- Combinar frecuentemente distintos tipos de bebidas.
- Beber para soportar la rutina.

- Beber en exceso los fines de semana.
- Sufrir de ansiedad e irritación si no se tiene un trago.
- No poder pasar la noche sin la ayuda de un trago.

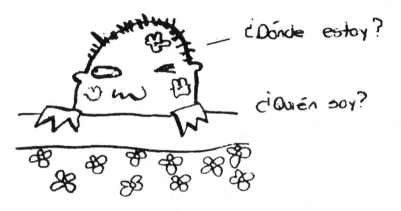

CONSEJOS PARA BEBER MENOS

- Bebe lentamente. Mientras más rápido bebas mayor será el efecto. Beber en exceso es peligroso y ha habido gente que muere debido a ello. Recuerda que, por lo general, el cuerpo necesita una hora para eliminar una unidad de alcohol.
- Evita beber si tienes el estómago vacío. Comer antes de beber reduce la velocidad con que el alcohol entra en el torrente sanguíneo.
- Sírvete tus propios tragos. De esta manera podrás llevar cuenta de cuánto has bebido.
- Si vas a beber, intenta que una de cada dos bebidas no contenga alcohol.
- Aléjate de supuestos amigos que "cargan" tus tragos (que agregan alcohol a tus bebidas no

alcohólicas sin que te des cuenta) o que intentan que bebas más de lo que deseas.

- Aléjate de lugares en los que sabes buscarás un trago, por ejemplo las casas de algunos amigos o amigas, los bares en los que se sirve alcohol a menores, o las licorerías en las que están dispuestos a venderte alcohol.
- No dejes que te engañen las nuevas bebidas alcohólicas "suaves". Muchas tienen un alto porcentaje alcohólico y debido a que contienen gas es probable que te emborrachen más aprisa de lo que te imaginas.

VIVIR CON ALGUIEN QUE BEBE

"Mi madre es alcohólica y finge que no tiene problemas, pero bebe todo el día. Cuando llego de la escuela siempre la encuentro tirada en el sillón o llorando y pidiendo disculpas. Cuando está sobria promete dejar de beber, pero nunca lo hace."
Tom (14)

"Mi hermano bebe demasiado. El problema en realidad son sus amigos que se pasan todo el día sin hacer nada. A menudo los veo emborrachándose en el parque, junto a los columpios."
Annette (13)

"Mi papá es alcohólico y eso me disgusta mucho. Siempre tenemos que mentir por él cuando le llaman del trabajo. Mi mamá aparenta que todo está bien,

pero cuando piensa que todos estamos dormidos
puedo escuchar cómo le grita."

Grace (14)

Mucha gente bebe alcohol como parte de su vida social; sin embargo, si conoces a alguien que recurra al alcohol cada vez que tiene problemas, o que lo usa para soportar la cotidianidad, es probable que esa persona tenga problemas con la bebida. Antes de intentar ayudar, es necesario que te ayudes a ti, es decir, que determines cuánto está afectando tu vida este problema.

- Si el que bebe es uno de tus padres, pregúntate si su problema pone en riesgo tu vida o la de tus hermanos.
- Si el que bebe es un novio, una novia, un hermano o una hermana, entonces pregúntate si, cuando bebe, se convierte en un peligro para sí mismo. Si la respuesta a cualquiera de estas preguntas es sí, entonces necesitas buscar ayuda de inmediato.

Es difícil ayudar a alguien que ya ha desarrollado una adicción al alcohol y, en ocasiones, la única manera de hacerlo es preocupándote primero por ti. Aun si lo que más quieres es ayudar, es normal que sientas odio hacia la persona que bebe por hacerse daño. Si el comportamiento de esta persona te hace sentir apenado, o incluso asqueado, no saques este coraje contra ti. Sin importar cuáles sean tus sentimientos, es necesario que aceptes que el problema de la persona que te preocupa te está afectando, y que tú también necesitarás ayuda.

Sobre todo, es importante darse cuenta de que las personas que beben en exceso lo hacen para ocultar lo que verdaderamente les asusta y, desgraciadamente, hasta que admitan que tienen un problema no serán capaces de superar su adicción. De hecho, por más que se les suplique e implore que dejen de beber, si no están convencidos de querer dejar de hacerlo, todo ruego será inútil.

CÓMO AFRONTAR ESTA SITUACIÓN

- Cuídate a ti mismo y actúa para protegerte, especialmente si piensas que estás en peligro.
- No te culpes porque otra persona bebe; todo adulto es responsable de sí.
- No tires el alcohol a menos que te pidan que lo hagas. Quitarle el alcohol a alguien que está borracho puede ponerte en peligro.
- No mientas ni inventes excusas por pretender ayudar a una persona que bebe.
- No tengas miedo de expresarle a esa persona tus preocupaciones cuando esté sobria.
- Cuéntale a otro adulto lo que está pasando. Comparte la carga.
- Ponte en contacto con grupos de ayuda especializados. Hay organizaciones que se dedican a ayudar a las familias de bebedores problemáticos y algunas incluso se especializan en ayudar a adolescentes afectados por tener un pariente con problemas de alcoholismo. Todo lo que les digas se mantendrá en estricta confidencialidad.

Llama a Central Mexicana de Servicios Generales de los Grupos Familiares **AL-ANON.**
Tels: 208-21-70, 208-96-07, 208-96-67.
Fax: 208-30-70.

ALGUNAS REALIDADES SOBRE EL ALCOHOL

- El alcohol es una de las principales causas de muerte en el Reino Unido. Cada año mueren 28 000 personas como resultado de la bebida.
- Una tercera parte de las personas entre los 13 y los 15 años beben por lo menos una vez a la semana.
- El 77% de las mujeres menores de 13 años han probado el alcohol.
- La bebida más fácil de conseguir para los chicos y chicas de entre 15 y 16 años son las bebidas gaseosas de bajo contenido alcohólico.
- El 50% de los jóvenes de entre 15 y 16 años que beben alcohol por lo menos una vez al mes se compran la bebida ellos mismos.
- El 51% de los chicos y chicas de entre 15 y 16 años toman bebidas gaseosas de bajo contenido alcohólico.
- El 25% de los jóvenes de entre 13 y 17 años se pelean después de beber.

82

MÁS INFORMACIÓN SOBRE DÓNDE ENCONTRAR AYUDA

Si tú o alguien que conoces tiene un problema con su manera de beber, tu médico general puede ponerte en contacto con agencias locales que ofrecen ayuda psicológica y para la desintoxicación (dejar el alcohol).

Direcciones de agencias locales de ayuda:

Alcohólicos Anónimos (D.F.)
Norte 368-94-43
Centro 518-82-75
Sur 594-63-84
Oriente 762-01-59
Jóvenes Alcohólicos Anónimos
Centro de información 368-39-43 y 515-15-28

CAPÍTULO CUATRO

Tabaco

CUESTIONARIO

¿QUÉ SABES SOBRE EL TABACO?

1 La mayoría de los fumadores quieren dejar de hacerlo.
Cierto/Falso

2 Unas cuantas gotas de nicotina pura pueden ser mortales.
Cierto/Falso

3 Hay más chicas jóvenes fumadoras que chicos.
Cierto/Falso

4 Una de cada cinco muertes por ataque al corazón son causadas por fumar.
Cierto/Falso

5 La mayor parte de los fumadores comienzan a fumar entre los 12 y los 18 años.
Cierto/Falso

6 El humo que se inhala al fumar contiene por lo menos 4 000 químicos distintos.
Cierto/Falso

7 Es más seguro fumar cigarrillos bajos en alquitrán.
Cierto/Falso

8 Más de 7 000 incendios son ocasionados anualmente por fumar.
Cierto/Falso

9 Más personas mueren debido a enfermedades relacionadas con fumar, que por accidentes de tránsito.
Cierto/Falso

10 Si vives con fumadores es posible que inhales, como fumador pasivo, el equivalente a entre 60 y 150 cigarrillos anuales.
Cierto/Falso

RESPUESTAS

La respuesta a la pregunta número 7 es "falso" (si se fuman cigarrillos bajos en alquitrán no se reducen las probabilidades de sufrir una enfermedad relacionada con este hábito), pero todas las demás son ciertas. Es posible que estas afirmaciones te parezcan exageradas, amarillistas, escritas para asustar o simplemente ridículas, pero la realidad es que todas son verdaderas y muy poca gente se da cuenta de que estos problemas existen.

*L*a mayoría de las personas saben que fumar mata. Para entender lo peligroso que es el tabaco, sólo se necesita leer las leyendas que aparecen en las cajetillas, sin embargo, millones de personas siguen fumando en todo el mundo. Algunas lo hacen por el deseo de participar en actividades de riesgo, otras por aburrimiento, o por querer parecer sofisticadas. La mayoría lo hace "sólo porque sí" y se niega a tomar en serio los riesgos que causa a la salud.

"Si los cigarrillos fueran tan malos como se supone no los venderían, ¿o sí?" Mark (13)
"Mi mamá ha fumado durante años y jamás se ha enfermado." Donna (12)
"Intento que mi papá deje de fumar, pero él dice que podría tener vicios peores." Helen (14)
"Me gusta cómo sabe y, a final de cuentas, van a pasar años y años antes de que comience a afectarme." Claire (14)

Estos son algunos de los muchos comentarios que los fumadores hacen sobre el tabaco. La afirmación de Mark, en particular, es muy común. Después de todo, si fumar realmente fuera tan peligroso, ¿por qué se venden cigarrillos en todos lados?

Bien, hay muchas razones por las que fumar tabaco es legal y el dinero de los impuestos es una de ellas. Los cigarrillos dan mucho dinero a los gobiernos del mundo. El del Reino Unido obtiene más de 14 mil millones de dólares por los impuestos que cobra a la venta de tabaco (el gobierno de Estados Unidos obtiene 48 mil millones de dólares) y 194 millones de esos dólares se obtienen por la venta ilegal de tabaco a menores de 16 años.

Otra razón tiene que ver con una cuestión de mera logística: aunque las campañas en contra del tabaco han tenido bastante éxito sería imposible prohibir por completo el cigarrillo, especialmente si se fuma en privado y mientras siga siendo legal. De cualquier forma, el tabaco ha sido bastante atacado debido a los peligros que acarrea para los fumadores pasivos. Ahora está prohibido que las compañías tabacaleras patrocinen eventos deportivos, así como fumar en la mayoría de los centros de trabajo, en los vuelos de muchas compañías aéreas internacionales y en los sistemas de transporte público, como el Metro. En ciudades como Nueva York fumar también ha sido prohibido en tiendas, restaurantes y cafeterías, mientras que en Arizona fumar está prohibido en cualquier lugar público, ¡incluyendo las calles!

LA HISTORIA DEL TABACO

El tabaco ha estado en el Reino Unido durante siglos enteros; llegó en 1565 y durante las primeras décadas de su introducción a este país se usó exclusivamente con fines medicinales. Sin embargo, para 1600 ya se había convertido en un hábito social practicado por los hombres ricos, quienes creían que ayudaba a la salud.

Pero los cigarrillos no se convirtieron en un negocio gigantesco hasta finales del siglo XIX, cuando comenzaron a conseguirse con facilidad. Para 1920 las mujeres ya habían comenzado a fumar debido a que los anuncios asociaban el tabaco con el *glamour* y estar delgado. Durante la Segunda Guerra Mundial la reputación del tabaco creció mucho porque se comenzó a identificar al tabaco con el patriotismo, y a los soldados se les daban cigarrillos como parte de su equipo básico de campaña. Algunas compañías tabacaleras incluso llegaron a sugerir que fumar equivalía a ser competente y responsable.

Aunque desde 1600 se comenzó a hablar sobre los problemas de salud derivados del tabaco, cuando el rey James I publicó su *Counterblast to Tobacco* (Réplica en contra del tabaco) esto no se tomó en serio hasta 1962, cuando apareció el primer reporte del Royal College of Physicians (Real Colegio de Médicos) en el que se mostraba evidencia contundente

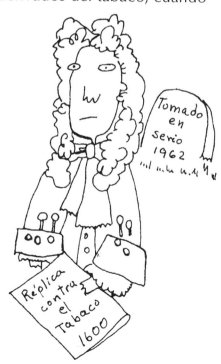

acerca de la relación entre el tabaco y el cáncer pulmonar. Los miembros del Real Colegio insistieron en que el gobierno tomara cartas en el asunto y en 1971 aparecieron las primeras leyendas de advertencia en los paquetes de cigarrillos. Las ventas bajaron durante un tiempo, pero esto sólo llevó a que los publicistas desarrollaran nuevos anuncios y comenzaran a promocionar los cigarrillos bajos en alquitrán (que no evitan el cáncer pulmonar) como una alternativa.

LA LEY Y LOS CIGARRILLOS

Se considera un delito que un menor de 16 años compre cigarrillos. También está penada la venta de cigarrillos, habanos, tabaco suelto o papel para liar, a los menores de esta edad, sin importar que los compren para su uso personal o no. Aunque no se considera un delito que un menor de 16 fume, o que se le encuentre en posesión de cigarrillos, los oficiales de policía pueden decomisarle los cigarrillos a cualquier menor de 16 años que encuentren fumando en un sitio público.

¿POR QUÉ FUMA LA GENTE?

Como el alcohol y las drogas, la gente fuma por razones distintas: para lidiar con la timidez, los nervios y los problemas de relación social, para parecer sofisticada y encajar en un grupo.

"Ayuda a no subir de peso". **Karen (13)**

 "Me gustaría dejar de fumar, pero me da miedo engordar si lo hago."

Becky (14)

Muchas mujeres y chicas adolescentes dicen fumar para mantener su peso o incluso reducirlo. Esto es bastante mítico; los estudios muestran que las mujeres que fuman son tan sólo un poco más delgadas (aproximadamente de 450 a 900g) que las que no lo hacen. También está comprobado que son pocas las mujeres que suben de peso excesivamente al dejar de fumar. Un estudio reciente demostró que sólo el 6% de las personas que dejan de fumar aumentan de peso, y dos tercios de los ex fumadores afirman sentirse mejor desde que dejaron de hacerlo.

 "Me ayuda a relajarme." *Jules (14)*

"Me da seguridad en mí misma." *Yasmin (12)*

La creencia de que fumar ayuda a aliviar la tensión, a calmar los nervios y a controlar el enojo está basada en verdades a medias. La realidad es que fumar *sí* tiene un leve efecto narcótico: adormece y, al mismo tiempo, tiene un fuerte efecto estimulante debido a que aumenta el nivel de azúcar en la sangre y fomenta la producción de adrenalina. En otras palabras, te hace sentir más tenso y nervioso.

 "Es cool." Tom (12)

"Soy una fumadora social, lo hago nada más para verme atractiva cuando salgo."

Sue (14)

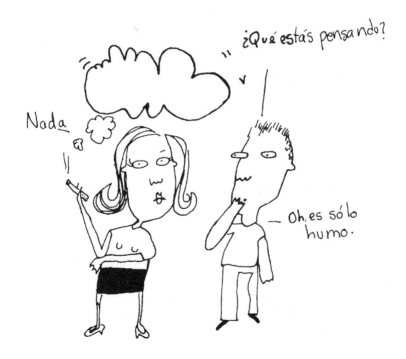

Gracias a la publicidad, fumar a veces llega a parecer sensual o *cool*, aunque, al mismo tiempo, sea un vicio que lleve a la muerte y, ¿qué hay de sensual en ello? El tabaco también puede causar tanto enfermedades pulmonares como cardiacas, así como cáncer. La realidad es que no es fácil fumar sólo un par de cigarrillos de vez en cuando y resistir la tentación el resto del tiempo. Los efectos negativos del tabaco son inmediatos y aumentan con cada fumada.

QUÉ SUCEDE CUANDO FUMAS

Cuando una persona fuma, su ritmo cardiaco se acelera, su presión arterial aumenta y se siente más alerta. Además, la adicción a la nicotina se da con mucha rapidez, y si no se le permite fumar a un adicto, comenzará a sentirse molesto, irritable y deprimido. La inhalación del humo destruye el sistema circulatorio y cubre los pulmones de alquitrán.

Sin lugar a dudas, fumar es increíblemente peligroso y, si no lo crees, observa el siguiente cuadro.

ACCIÓN	PROBABILIDAD DE MORIR
Fumar	1 en 25
Accidente en motocicleta	1 en 50
Accidente automovilístico	1 en 600
Accidente en avión	1 en 10 000 000
(HEA 1980)	

Cáncer pulmonar

Una tercera parte de todas las muertes relacionadas con el cáncer son provocadas por fumar. Si fumas más de diez cigarrillos diarios tienes 24 veces más probabilidad de sufrir cáncer pulmonar que si no fumas.

Bronquitis crónica

Esta enfermedad provoca que los bronquios (las vías por las que el aire entra en los pulmones) se estrechen y dañen, además de destruir la mayor parte del tejido pulmonar. Para el momento en que comienza a sentirse falta de oxígeno, ya está hecha la mayor parte del daño. En el Reino Unido la bronquitis crónica acabó con las vidas de 30 000 personas en 1992.

Piel, dientes y aliento

El humo del cigarrillo apesta y se pega a la ropa, el cuerpo y el aliento. Si fumas es más probable que contraigas halitosis (mal aliento) lo cual no puede ocultarse con enjuagues bucales o goma de mascar, y se dice que besar a un fumador es como besar un cenicero. Además, la nicotina amarillea los dientes y mancha los dedos, y tu piel tenderá a arrugarse más aprisa debido a los químicos que inhalas al fumar.

Inhalación pasiva

Respirar el humo de los cigarrillos de otras personas aumenta el riesgo de que sufras graves problemas respiratorios y cáncer. El humo del cigarrillo se divide en dos clases: el humo de corriente principal, que es el exhalado por los fumadores, y el de corriente secundaria, que es el que sale de los cigarrillos encendidos. El humo de corriente secundaria contiene amoniaco, monóxido de carbono y nicotina, y son estas sustancias las que hacen que la inhalación pasiva sea tan peligrosa.

CÓMO TE AFECTA

- Se calcula que cada año los menores de entre 11 y 15 años consumen más de mil millones de cigarrillos y esto cuesta más de 216 millones de dólares anuales.
- Se calcula que uno de cada cuatro jóvenes de 15 años fuman regularmente y que el 10% de los chicos y chicas de entre 11 y 15 años son fumadores regulares.
- Según un reporte de la Organización Mundial de la Salud, fumar acabará con la vida de un millón de estos adolescentes antes de que lleguen a la edad adulta.

Es posible que pienses que estas estadísticas y aseveraciones sobre los peligros que fumar le causa a la salud no tienen nada que ver contigo. Quizá acabas de empezar a fumar o sólo consumes de vez en cuando uno que otro cigarrillo, o tal vez pienses que sólo los fumadores que llevan mucho tiempo haciéndolo, como tus padres, sufren estos problemas. Pues bien, si piensas eso, TE EQUIVOCASTE. Cada vez hay más casos de cáncer y fumar no hace sino aumentar los riesgos de que sufras esta enfermedad, así que intenta dejar el vicio... o, mejor aún, ¡no empieces!

DEJAR EL TABACO

"Quiero dejar de fumar, pero es casi imposible lograrlo."
Vici (13)

"Una vez intenté dejarlo, pero me pareció demasiado difícil y mis amigos no fueron de ninguna ayuda."
Stephen (14)

"Creo que las chicas que fuman son desagradables. Mi ex novia fumaba y no quería dejar de hacerlo, decía que si en verdad la amaba tenía que aguantarme. Pero no pude... besarla era espantoso."
Tim (14)

"Quiero que mi mamá y mi hermana dejen de fumar porque se están matando. Creo que si no piensan en ellas mismas por lo menos deberían pensar en mí, yo tengo once años y quiero que sigan vivas para cuando tenga veinte."
Sarah (11)

Razones para dejar de fumar

"Les gustas más a los chicos; mi ex novio me dejó porque yo siempre olía a humo y eso hacía que su mamá pensara que él fumaba."

Lisa (14)

"Dejé de fumar porque se volvió demasiado difícil comprar cigarrillos y cuando los conseguía siempre tenía que salir a la intemperie para fumarlos porque en ningún lado está permitido fumar."

Angela (14)

"Dejaría de fumar si todos mis amigos lo hicieran también, ya que entonces no tendría sentido hacerlo."

Dee (13)

"Mi novia me pidió que dejara de fumar porque decía que lo odiaba, así que dejé de hacerlo."

Paul (14)

"Quería estar en el equipo de hockey, pero como fumaba no estaba en tan buena condición física como el resto de las chicas y no pude entrar. Mi maestra sugirió que dejara de fumar por un tiempo para probarme a mí misma que así podría estar en mucho mejor forma. Lo hice y resultó que ella tenía razón."

Sue (14)

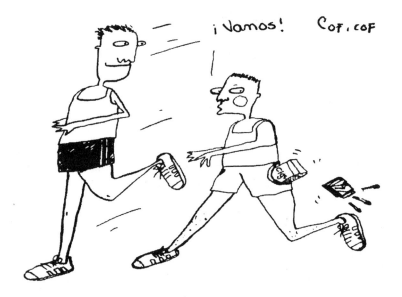

Las estadísticas muestran que seis de cada diez
fumadores preferirían dejar el vicio y espero que las
razones citadas hagan que tú también desees hacerlo.
Hay muchas maneras para dejar de fumar, algunas
personas lo dejan de golpe y otras lo hacen paulati-
namente con la ayuda de parches de nicotina o
goma de mascar con nicotina, que ayuda a que se
sienta menos antojo.

- Si quieres dejar de fumar, lo primero que tienes
  que hacer es reflexionar sobre por qué y cuándo
  fumas. Dejar una adicción no es sencillo, pero
  con un poco de esfuerzo puedes lograrlo.
- Intenta no decirle a todo el mundo que estás a
  punto de fumar el último cigarrillo de tu vida:
  esta actitud no sólo hará que te sientas tentado
  más pronto, sino que también logrará que todos
  te fastidien.

- Toma la actitud de "un día a la vez", y recuerda que fumar un cigarrillo un día no implica que tengas que recaer por completo y vuelvas a fumar todo el tiempo. No te rindas, sigue intentándolo.
- No te coloques en situaciones en las que sentirás la tentación de fumar. Esto puede significar que cambies tus hábitos sociales o alimenticios.

"Siempre me fumaba un cigarrillo en el parque a la hora de la comida. Cuando dejé de fumar me di cuenta de que tenía que dejar de ir ahí porque sentía demasiada tentación."

Tom (14)

"Siempre que salíamos nos sentábamos en la sección de fumadores de la cafetería local, ahora intento sentarme tan lejos de ella como me sea posible."

Tina (14)

Recuerda: dejar de fumar hará que mejore tu salud de inmediato.

LOS BENEFICIOS QUE TRAE DEJAR DE FUMAR

A los 20 minutos: tu presión sanguínea disminuirá.
A las 8 horas: el nivel del venenoso monóxido de carbono que tienes en la sangre bajará a niveles normales.

A los 2 días: disminuirán las probabilidades de que sufras un ataque cardiaco y recuperarás el sentido del olfato.

A los 3 días: respirarás con mayor facilidad debido a que se descongestionarán tus vías respiratorias.

A los 2 meses: mejorará tu función pulmonar.

A los 5-10 años: el riesgo de que sufras cáncer pulmonar se reducirá hasta llegar a niveles normales y tendrás menos arrugas prematuras.

DIEZ CONSEJOS PARA DEJAR DE FUMAR

- Deja de fumar día con día.
- Imagina todo el dinero que ahorrarás al no fumar e intenta guardar la cantidad equivalente a lo que gastarías para comprarte una "recompensa" por dejar el vicio.
- Incorpora una disciplina física a tu vida, eso te ayudará a mantenerte lejos del cigarrillo.
- Recompénsate por no fumar.
- Pídeles a tus amistades que te apoyen y no te molesten.
- Encuentra formas de rechazar los cigarrillos que te ofrezcan y practícalas para que estés preparado cuando eso ocurra. Sólo di no y no des explicaciones sobre por qué dejaste de fumar.

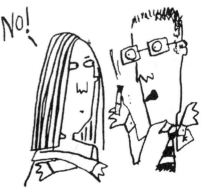

- No te conviertas en un ex fumador pesado. A nadie le gusta que le digan sermones sobre sus hábitos personales.
- Aléjate de situaciones en las que sepas que te verás tentado a fumar.
- Si tus padres o tus parientes fuman, sugiéreles que sólo lo hagan en un área determinada de la casa.
- Evita a las amistades que no respeten tu decisión de dejar de fumar.

DIEZ CONSEJOS PARA AYUDAR A UN PADRE O AMIGO A DEJAR DE FUMAR

- No los sermonees, más bien habla con ellos sobre tus preocupaciones relacionadas con este hábito.
- Escucha las razones por las que sienten que tienen que fumar. Hay personas que son incapaces de visualizarse sin fumar y si no escuchas las causas por las que lo hacen jamás podrás ayudarles a dejarlo.
- No te conviertas en su guardaespaldas personal. Si sienten que cada uno de sus movimientos están siendo observados por ti pueden sentirse impulsados a fumar.
- No seas demasiado duro con ellos. Si recaen por un momento y fuman un cigarrillo, no los molestes. Más bien anímalos a que sigan intentando.
- Si les preocupa aumentar de peso intenta que realicen alguna actividad que les ayude a lidiar con la ansiedad. Nadar, hacer yoga y mantenerse en forma son buenas alternativas.

- Haz que cambien sus hábitos personales. Por ejemplo, muchos adultos fuman al beber café o té, o después de comer.
- En los restaurantes, cafés, cines y salas de espera opta por la sección de no fumar; de esta forma no habrá posibilidad de que fumen.
- Recalca los beneficios que no fumar proporciona a la salud.
- Anímalos y elógialos por lo bien que están haciéndolo. Menciona la mejoría de su piel y aliento, por ejemplo.
- Si alguien no puede dejar de fumar por completo, sugiérele que al principio disminuya poco a poco la cantidad.

HECHOS SOBRE FUMAR

- Diariamente 450 jóvenes menores de 14 años comienzan a fumar.
- Una cuarta parte de los jóvenes de 15 años en el Reino Unido son fumadores regulares.
- Según los índices actuales, en el Reino Unido aproximadamente 2 millones de jóvenes morirán debido a enfermedades relacionadas con el consumo de tabaco.
- Los adolescentes gastan anualmente más de 117 millones de dólares en cigarrillos.
- El cáncer pulmonar vinculado con fumar ha aumentado un 70% en las chicas menores de 15 años.
- Actualmente, fumar acaba con la vida de 3 millones de personas cada año en el mundo.

- El gobierno del Reino Unido recibe más de 14 mil cuatrocientos millones de dólares por conducto de impuestos cobrados por la venta de tabaco y sólo gasta 18 millones de dólares en campañas encaminadas a aumentar la conciencia sobre los riesgos de este vicio.
- El 61% de los fumadores adolescentes dijeron que dejarían de fumar si aumentaran los precios del tabaco.
- Cuando en Noruega se prohibieron los anuncios de cigarrillos, la cantidad de niños y niñas que comenzaron a fumar se redujo a la mitad.

AGENCIA LOCAL DE AYUDA:

Clínica del Tabaquismo
Calzada de Tlalpan 4502
Col. Sección 16
Deleg. Tlalpan
Tel. 666-45-39 ext. 166

CAPÍTULO CINCO

Éxtasis

CUESTIONARIO

¿QUÉ SABES SOBRE EL ÉXTASIS?

1 El éxtasis es seguro siempre y cuando conozcas a la persona que te lo venda.
Cierto/Falso

2 El éxtasis hace que te sientas feliz y en calma.
Cierto/Falso

3 Un éxtasis semanal no lleva a que tomes más.
Cierto/Falso

4 Sólo toman éxtasis las personas que van a los raves.
Cierto/Falso

5 Beber agua contrarresta el efecto del éxtasis.
Cierto/Falso

RESPUESTAS

*1 **FALSO.*** *Los vendedores de drogas pueden decirte que saben que su éxtasis es puro, pero la realidad es que no pueden estar seguros. Casi siempre está mezclado con otras sustancias, como* speed *o glucosa, y es imposible determinarlo sólo con ver una pastilla. Es poco probable que consigas éxtasis puro, ya que es muy caro producirlo y por esa razón generalmente se le mezclan otras sustancias: para abaratar costos.*

*2 **FALSO.*** *Si el éxtasis está mezclado con otra sustancia es más difícil que puedas predecir el efecto (y los efectos secundarios) que te traerá. Si, por ejemplo, una tableta de éxtasis contiene* LSD *o* speed, *tu estado anímico y el lugar en el que tomes la droga serán factores importantes para determinar el efecto que te ocasione. Si sientes ansiedad o estás en un lugar desconocido, puedes terminar sufriendo una mala experiencia y fuertes efectos secundarios (como ataques de pánico y paranoia); no te sentirás feliz ni en calma.*

*3 **FALSO.*** *La tolerancia al éxtasis se desarrolla con mucha rapidez y esto significa que cada vez necesitarás mayores cantidades de droga para lograr el efecto que al principio obtenías con una sola tableta.*

*4 **FALSO.*** *El éxtasis tiene fama de ser una droga que se toma para bailar, pero también hay muchas personas que la toman en fiestas pequeñas o en casa, no sólo en raves.*

*5 **FALSO.*** *Beber agua sólo evita que te deshidrates, no aminora los demás efectos del éxtasis y también corres*

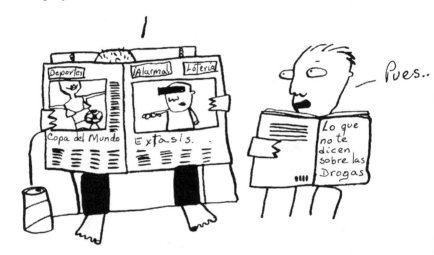

el riesgo de sobrehidratarte. Para evitar deshidratarte o beber demasiada agua, se recomienda que bebas a un ritmo de 1/2 litro cada hora.

¿QUÉ ES EL ÉXTASIS?

"El éxtasis te ayuda a relajarte y te da energía para seguir bailando." Tom (14)

"El éxtasis es una droga amorosa: te hace sentir feliz y en calma. Cuando la tomo, siempre me dan ganas de andar por todos lados abrazando a gente que ni siquiera conozco. Es genial." Tina (14)

"La única vez que tomé éxtasis me pareció terrible, no dejaba de sudar y me dolía la mandíbula por apretar los dientes todo el tiempo (cosa que no podía

dejar de hacer). También me di cuenta de que no podía dormir, me quedé tirado en la cama, mirando el techo, sintiéndome agotado pero sin poder dormir."
Paul (14)

El éxtasis —también conocido como "E", MDMA, XTC, y "tacha"— quizá sea la droga de la que más se habla en el Reino Unido. Es imposible abrir un periódico sin leer sobre los efectos que provoca, y si crees todo lo que lees, sin duda pensarás que es un boleto sin regreso a la muerte. Es más, quizá te preguntes por qué tanta gente lo toma si es tan peligroso. Bueno, la verdad es que, al igual que en la mayoría de los reportajes que aparecen en los periódicos, se ha exagerado mucho lo que se dice sobre el éxtasis y sus efectos (tanto positivos como negativos).

Básicamente, el éxtasis es una droga estimulante y alucinógena que se consigue en tabletas, una droga manufacturada que en los círculos médicos se conoce como MDMA (metilendioximetilamfgamina). La mayoría de la gente piensa que es una droga muy nueva, pero en realidad fue descubierta en 1914 y no fue sino hasta la década de los setenta, cuando comenzó a utilizarse en Estados Unidos para tratamientos de psicoterapia, que se le encontró utilidad médica. Para mediados de los ochenta ya se había convertido en una droga bastante popular en las discotecas de ese país y al poco tiempo llegó al Reino Unido.

En 1977 el éxtasis fue prohibido en Gran Bretaña y en Estados Unidos en 1985. Está clasificado como una droga de clase A y esto significa que no puede ser recetada por ningún doctor, y que cualquiera que desee realizar estudios relacionados con esta droga necesita obtener un permiso especial.

EL ÉXTASIS TIENE LA SIGUIENTE APARIENCIA: una cápsula o tableta blanca, café, rosa o amarilla.

EL ÉXTASIS CAUSA LOS SIGUIENTES EFECTOS

"Te hace sentir como si amaras a todo el mundo."
Ian (14)
"Te da mucha energía para que puedas seguir bailando y bailando." Sammi (14)
"Al menos no es tan peligroso como el alcohol. Cuando tomas éxtasis lo que menos se te antoja es beber."
Rob (14)
"Te ayuda a sentirte feliz con tu vida." Will (13)

Nombrado como "la droga del amor" porque, supuestamente, hace que uno se sienta sensual, feliz, afectuoso y lleno de amor, se dice que el éxtasis hace que todo el que lo prueba se sienta en paz y amoroso con los demás. Si crees que esto suena demasiado bueno para ser verdad, ¡estás en lo cierto! En su estado puro, el éxtasis (MDMA) sí tiene ese efecto, pero últimamente esta droga se ha convertido en un negocio tan grande que es imposible comprar éxtasis puro sin gastar cantidades enormes de dinero.

Para abaratar costos, a las pastillas de éxtasis se les agregan desde otras drogas, como LSD y *speed*, hasta productos tales como leche en polvo. Esto significa básicamente que al comprar y tomar un éxtasis te estarás jugando una especie de lotería en la que no puedes saber a qué atenerte y qué tipo de efecto sentirás. En fechas recientes se calculó que en menos del 40% de las tabletas de éxtasis se puede encontrar MDMA: lo que significa que puedes estar tomando cualquier cosa.

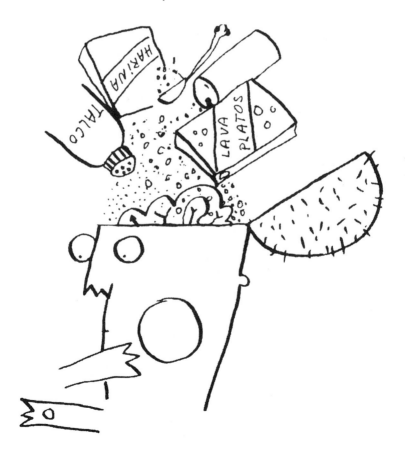

EL ÉXTASIS y TU CUERPO

"¿Cómo me siento al tomar éxtasis? Bueno, siento como si me hubieran inyectado una dosis enorme de energía."

Carys (14)

"Siento como si pudiera bailar durante horas y horas. Nunca me canso y ando de un lado a otro con una sonrisa en el rostro."

Carl (14)

El éxtasis (si no está mezclado con otras sustancias) comienza a hacer efecto de 20 a 60 minutos después de ingerido. Cuando esto sucede, las pupilas se dilatan y el ritmo cardiaco aumenta. A algunas personas les da náusea, se sienten afiebradas y sudorosas, y su garganta y boca se secan (los cuales son síntomas de deshidratación). Si tomas éxtasis puede ser que sientas que tu energía aumente cuando tu presión sanguínea y temperatura corporal suban, lo que, a su vez, te llevará a experimentar un sentimiento de euforia o felicidad.

En este momento los que toman éxtasis dicen sentirse relajados y amigables con los demás, lo cual se debe a que el éxtasis, como la mayoría de las drogas, disminuye las inhibiciones, ¡haciendo más probable que hagas algo de lo que puedes arrepentirte la mañana siguiente!

"Fui al club porque me gustaba un tipo al que yo sabía le gustaba ir ahí. Durante la noche comencé a

hablar con él, tomé éxtasis, bailé, y luego tomé más éxtasis. Esto me dio valor para ligármelo y antes de que me diera cuenta, ya nos estábamos besando. Terminé teniendo relaciones con él detrás del club. El día siguiente me sentí horrorizada. No acostumbro hacer cosas así: me sentía apenada, especialmente porque todo el mundo se enteró."

Sarah (16)

PELIGROS

El éxtasis tiene la reputación de ser la droga "para bailar" más popular. Esto se debe a que la energía que da hace que quienes lo toman puedan mantenerse activos durante horas sin sentirse exhaustos. El éxtasis estimula el sistema nervioso y da energía a los músculos, haciendo que se pueda bailar durante horas.

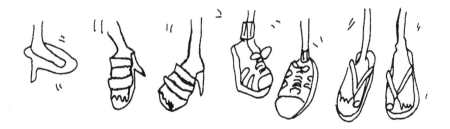

Esta estimulación causa que el corazón lata más aprisa, que se sude más de lo normal y que el metabolismo de los riñones se haga más lento, lo que es malo para el cuerpo, ya que se pierden importantes líquidos y minerales. Las personas que toman éxtasis deben beber líquidos con regularidad (jugo de frutas o agua, nunca alcohol) para recuperar el líquido perdido, y también deben dejar de bailar de vez en cuando para enfriarse un poco.

Otro problema del éxtasis es que una vez que su efecto se va, puede aparecer el cansancio e incluso una severa depresión. Otros de los puntos negativos de esta droga son que provoca agotamiento, hace que aprietes los dientes y las mandíbulas con demasiada fuerza, que sufras ataques de ansiedad, depresión e insomnio.

EL ÉXTASIS Y LA MUERTE

"Leí sobre Leah Betts y me preocupa que a mi hermano, que también toma éxtasis, le suceda lo mismo que a ella. He intentado hablarle sobre mi preocupación, pero él nada más se ríe y dice que puede manejarlo."

Ellie (11)

"Leí que no es el éxtasis lo que te mata, sino la deshidratación y otras cosas así. ¿Esto significa que es seguro tomar éxtasis siempre y cuando se beban muchos líquidos, o incluso así es peligroso?"

Phil (II)

La muerte de Leah Betts, de 18 años, quizá haya sido la muerte provocada por el éxtasis que más publicidad tuvo. En 1996, Leah Betts cayó en coma durante la fiesta que hizo para celebrar su cumpleaños 18, después de tomar una tableta de éxtasis. Su trágica muerte fue un caso de histeria en los medios de comunicación y sirvió para que se pidieran medidas más severas en contra de los vendedores de esta droga. Como muchas de las personas que han muerto después de tomar éxtasis, Leah bebió demasiada agua en un intento de evitar el agotamiento causado por el calor que sentía, y esto le provocó una disfunción en los riñones. Hay gente que dice que, por lo tanto, no fue el éxtasis lo que la mató y aunque esto es verdad en parte, la realidad es que si no hubiese tomado éxtasis no habría muerto debido a una disfunción en los riñones.

Desde la muerte de Leah, sus padres han luchado por una mejor educación en lo referente a las drogas en el Reino Unido. Ellos creen que la clave para lidiar con el éxtasis y los peligros que implica es una educación clara y honesta sobre las drogas.

Las muertes provocadas por el éxtasis se han debido a la deshidratación (el éxtasis, al hacer que el ritmo cardiaco aumente, provoca que también se incremente la temperatura corporal y si bailas como maniático durante horas perderás litros enteros de sudor, y si no recuperas el líquido perdido, puedes sufrir un ataque cardiaco), fallas respiratorias, cardiacas y hemorragias cerebrales. Aunque el éxtasis no siempre es causa directa de muerte, siempre ha sido un factor principal para el advenimiento de ésta en los casos citados. Si estos chicos y chicas no hubiesen tomado éxtasis, estarían vivos. No te dejes engañar por lo que lees, el éxtasis es una droga verdadera-mente peligrosa.

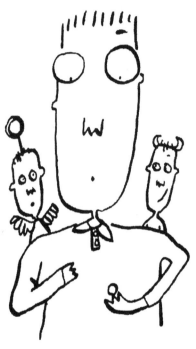

USO A LARGO PLAZO

El éxtasis no causa adicción física, pero la mayor parte de los peores efectos secundarios que produce ocurren en aquellas personas que lo han tomado con regularidad durante un cierto periodo de tiempo; o aquellas que han tomado dosis grandes, por ejemplo más de una tableta en una sola tarde (lo que se conoce como "atascarse"). Entre estos efectos secundarios se encuentran psicosis, pánico, confusión, alucinaciones y pérdida de la confianza personal.

También existe cada vez mayor evidencia que indica que tomar éxtasis durante periodos largos puede llevar a sufrir depresión crónica. Recientemente se han realizado investigaciones que demuestran que esta droga provoca depresión en personas que normalmente no sufren de ella; además, estos estudios mostraron que el éxtasis afecta gravemente los niveles corporales de serotonina, que es una sustancia que el cuerpo genera de manera natural para eliminar el dolor y, aunque el éxtasis aumenta temporalmente el nivel de esta sustancia, su efecto dura poco (como sucede con el alcohol), lo cual significa que después de tomar esta droga el usuario vuelve a la tierra de golpe y es más propenso a la depresión y al insomnio.

CÓMO CUIDARTE DEL ÉXTASIS

Si ya acostumbras tomar éxtasis y leíste la sección anterior, probablemente pienses que sabes cómo cuidarte. Puede ser que leer sobre todos los aspectos negativos de esta droga no te haya molestado y aún te sientas tentado a tomarla. Si este es tu caso, entonces no hay mucho que yo ni nadie más pueda decirte. Sin embargo, si tú y tus amigos creen tener la suficiente madurez para tomar la decisión de consumir drogas, entonces deben ser lo suficientemente adultos para asegurarse de poder lidiar con ellas. Adelante encontrarás algunas cosas que debes recordar si tomas éxtasis.

Descansa

Es vital que descanses si tomas éxtasis, aunque no tengas ganas de hacerlo (y es probable que no las tengas). Puede ser que te sientas como si pudieras bailar por siempre, pero tu cuerpo necesita tiempo para recuperarse: tu corazón debe calmarse y es necesario que te enfríes. Descansa a ratos y asegúrate de que tus amigos y amigas hagan lo mismo. Sé sensato, encuentra un lugar fresco donde puedas sentarte, calmarte y relajarte.

No te deshidrates

La deshidratación es el mayor peligro del que debes cuidarte, ya que puede matarte; ocurre debido a que el éxtasis hace que la temperatura corporal aumente, y si bailas sin parar esto hará que tu temperatura aumente aún más, provocando que sudes muchísimo. Para recuperar los líquidos perdidos se recomienda que las personas que consumen éxtasis tomen agua a un ritmo de 1/2 litro cada hora y que recuperen los minerales perdidos bebiendo líquidos que los contengan (jugo de frutas, gaseosas, bebidas para deportistas). Sin embargo, es importante que recuerdes no beber de más, ya que esto es igual de peligroso.

No bebas alcohol

El alcohol y las drogas nunca deben mezclarse, y la mezcla de alcohol y éxtasis quizá sea la peor combinación posible, ya que el alcohol no sólo deshidrata tu cuerpo, haciendo que pierda aún más líquidos, sino que también reacciona mal con las sustancias mezcladas en el éxtasis. Si quieres beber, que sea sólo agua.

Cuida a tus amistades

Muchas veces cuando se sale con amigos y amigas es fácil que entre todos vayan a bailar con más ganas, a festejar más e incluso a tomar más drogas. Quizá entre todos decidieron ponerse completamente "hasta el gorro". Tal vez quieren pasar una noche que puedan recordar siempre y están determinados a hacer justamente eso. Cualquiera que sea su decisión, recuerda: es vital cuidar a tus amistades. Cada persona responde ante el éxtasis de manera distinta, así que aun si tú te la estás pasando de maravilla, es posible que a algún amigo o amiga no le esté yendo tan bien. Siempre hagan el pacto de juntarse por lo menos una vez cada hora y si alguien no aparece asegúrate de que vayan a buscarlo ya que, a final de cuentas, puede ser que esté en problemas y necesite ayuda.

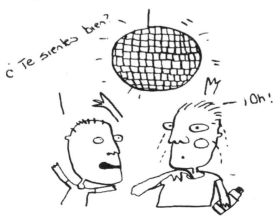

No tomes demasiado éxtasis

"Atascarse" es un problema que tienen muchas de las personas que toman éxtasis. Esto ocurre cuando tomas un éxtasis, sientes que no te causa efecto y entonces tomas otro y otro hasta que consigues la sensación que deseas. "Atascarse" es un camino seguro hacia la sobredosis ya que, tarde o temprano, todas las drogas que tomaste terminarán por causar su efecto y, cuando esto ocurra, tu cuerpo reaccionará con violencia y te encontrarás al borde del desastre. Sé sensato y ten paciencia, no es necesario que tomes cantidades enormes de éxtasis para obtener una reacción.

Toma en cuenta tu tamaño

Todas las drogas funcionan en relación con el tamaño de tu cuerpo. Esto significa que tu tamaño, altura y peso son importantes para determinar cuánto te afectará una droga. Si eres delgado y no demasiado alto, entonces puedo asegurarte que el éxtasis llegará a tu corriente sanguínea con mucha mayor rapidez de lo que llegaría en el cuerpo de un adulto.

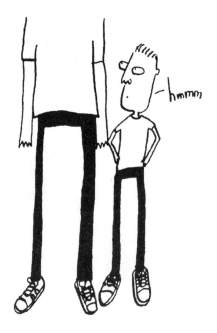

Incluso si no eres delgado, el éxtasis te afectará más que a un adulto. No caigas en la tentación de ingerir grandes dosis; si quieres probar el éxtasis guarda la cordura y toma la menor cantidad posible.

Nunca tomes éxtasis sin compañía

Este consejo parte del mero sentido común. Por varias razones se puede afirmar que ninguna droga debe tomarse si se está solo.

1 Si tienes un "mal viaje" no habrá nadie para calmarte.
2 Si te metes en problemas no habrá nadie para pedir ayuda.
3 Si te desmayas no habrá nadie que le diga a los médicos lo que tomaste (lo que es información vital para los doctores que intenten reanimarte).

QUÉ HACER SI UN AMIGO SE ENFERMA

"Lo peor que nos ha pasado fue una vez que mi amiga se desmayó cuando volvíamos a casa después de una fiesta. Estábamos en la parada del autobús cuando ella comenzó a actuar extraño; decía que se sentía mal y que le dolía el estómago. Al principio pensé que estaba borracha porque habíamos estado tomando, pero después ella se desmayó y cayó al suelo. Primero creí

118

que estaba bromeando, pero luego me di cuenta de que estaba completamente ida y respiraba raro. Fue horrible. Pensé que mi amiga había muerto y comencé a gritar. Gracias a Dios un hombre detuvo su auto y llamó a una ambulancia. Camino al hospital el novio de mi amiga admitió que ambos habían tomado éxtasis. Al final ella se puso bien, pero nos asustó muchísimo a todos."

Julie (14)

- Lo más importante es no entrar en pánico. Entre los síntomas que sirven como advertencia de la deshidratación están: no sudar, mareos, calambres, vómito, sentir necesidad de orinar y no poder hacerlo y, por supuesto, desmayos. Si ves a alguien que presente estos síntomas, busca ayuda de inmediato.
- Hagas lo que hagas, no le des alcohol a esa persona, ya que esto sólo ayudará a deshidratarla aún más.
- Si estás en un club o una fiesta, sácala al aire libre, aviéntale agua fría encima para que baje su temperatura corporal, y asegúrate de que la ayuda venga en camino.
- La mejor cura para la deshidratación es la prevención. Si un amigo o amiga insiste en tomar éxtasis, entonces al menos asegúrate de que beba agua a un ritmo de 1/2 litro cada hora, de que traiga puesta ropa fresca y de que descanse del baile con cierta regularidad.
- La insolación y la deshidratación pueden ser fatales. Si ves a una persona desmayada llama a una ambulancia de inmediato, manténla fresca, afloja sus ropas y no la dejes sola.

TELÉFONOS DE AGENCIAS LOCALES DE AYUDA:

Centro de Integración Juvenil, Prevención y Tratamiento de Adicciones 24 Horas. Oficina Central 211-12-12.
Vive sin drogas 01 800 911 2000
ERUM
Escuadrón de Rescate y Urgencias Médicas
722-88-05
Emergencias 080

CAPÍTULO SEIS

Solventes

CUESTIONARIO

¿QUÉ SABES SOBRE LOS SOLVENTES?

1 Una persona puede morir la primera vez que inhala solventes.
Cierto/Falso

2 No es ilegal inhalar solventes.
Cierto/Falso

3 El abuso de los solventes se da principalmente en menores de 13 años.
Cierto/Falso

4 No existe ninguna manera segura de inhalar solventes.
Cierto/Falso

5 Los gases y aerosoles te pueden matar con mayor facilidad que ninguna droga ilegal.
Cierto/Falso

RESPUESTAS

1 CIERTO. Una cuarta parte de todas las muertes vinculadas con los solventes son de personas que los inhalaban
por primera vez. Sin importar lo joven o saludable que
seas, inhalar solventes puede causarte ataques al corazón y asfixia.

2 CIERTO. Inhalar solventes no es ilegal porque sería
imposible prohibirlos.

3 CIERTO. Las estadísticas muestran que el abuso de
solventes es más común entre los preadolescentes.

4 CIERTO. No hay ninguna manera de que te cuides
cuando inhalas solventes.

5 CIERTO. Inhalar solventes es mortal.

¿QUÉ SON LOS SOLVENTES?

Aerosoles, pegamento, líquido para encendedores,
removedor de pintura, gasolina, barniz de
uñas, líquido corrector, desodorantes, antitranspi-
rantes, gas butano, *thinner*, pintura en aerosol,
fijador para el cabello, insecticidas, anticongelantes,
productos de limpieza, perfumes.

Estos productos pueden subdividirse en dos clases:
solventes (pegamento, pintura, barniz de uñas) y
gases impelentes, que sirven para empujar un
producto dado fuera del frasco que lo contiene
(aerosoles para el cabello, desodorantes). Todos
estos productos reciben el nombre general de
sustancias volátiles (es decir, sustancias explosivas o
gaseosas).

QUÉ ES EL ABUSO DE SOLVENTES

El abuso de solventes es mejor conocido como "inhalar pegamento", pero éste también incluye el abuso de todo tipo de sustancias volátiles. Los solventes emiten vapores tóxicos que algunas personas inhalan para intentar "ponerse a tono".

El número de productos caseros que puede utilizarse con estos fines es enorme, pero, debido a su difundido uso doméstico, es imposible prohibirlos. La *Intoxicating Substances Supply Act 1985* (Acta sobre la venta de sustancias tóxicas, 1985) deja en claro que es un delito venderle a personas menores de 18 años sustancias que el dependiente de la tienda considere serán utilizadas como droga. Sin embargo, ya que es muy sencillo asegurarle al dependiente que un producto determinado se compra sólo para que cumpla con su propósito original, es muy difícil aplicar esta ley.

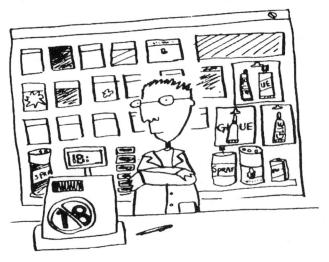

¿CÓMO ABUSAN DE LOS SOLVENTES LAS PERSONAS?

La gente que abusa de los solventes inhala sus vapores. Sustancias como el pegamento a menudo son colocadas en bolsas de plástico e inhaladas a través de la nariz y la boca. Si se utiliza un aerosol lo que se hace normalmente es rociarlo directamente en la boca, mientras que sustancias como la gasolina y el *thinner* por lo general se colocan en estopas para después inhalar. Esta no es una actividad recomendable y los peligros de practicarla son enormes (vea abajo).

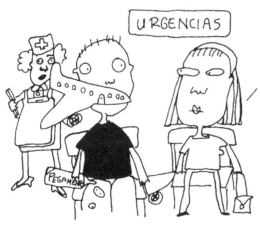

Tengo un libro en casa que me parece que debes leer... compañero.

LOS EFECTOS

"Es como estar drogado y borracho al mismo tiempo. Te sientes como volando, fuera de la realidad."

Fiona (12)

Al ser inhalados, los vapores de los solventes reducen la cantidad de oxígeno que respiras, lo cual significa que tu ritmo cardiaco y tu respiración se ven deprimidos (se hacen más lentos); esto causa desorientación, pérdida del control, alucinaciones visuales, dolores de cabeza y mareo. Hay personas que afirman haber tenido fuertes alucinaciones, como pensar que pueden volar y atravesar los objetos. Como cualquier alucinación, si quedas atrapado en una mala no podrás salir de ella hasta que pasen los efectos de la sustancia que consumiste. El factor clave para estas alucinaciones es el estado mental previo de la persona que ingiera la sustancia, lo cual significa que necesitas tomar en cuenta cómo te sientes, dónde estás, cómo es el ambiente, con quiénes estás, y lo que hayas comido o bebido.

Las personas que han inhalado solventes comparan su efecto con el de una borrachera. Pero no dejes que esto te haga pensar que es una manera más sencilla de "colocarte" que beber alcohol, ya que es mucho más peligrosa. Para empezar, el efecto comienza a sentirse con mucha mayor rapidez, ya que los vapores de los solventes llegan directamente al torrente sanguíneo (vía los pulmones en lugar del estómago) y de ahí pasan al cerebro. También este efecto dura poco (en ocasiones tan sólo de 45 a 60 minutos), lo que hace que se tenga que consumir una y otra vez. Además, si el efecto que da la inhalación de solventes pudiera compararse con el del alcohol, sería porque lo que sucede cuando estas drogas dejan de hacer efecto es parecido a una resaca muy severa. Cuando esto te suceda te sentirás terrible: cansado, deprimido y con dolor de cabeza.

POR QUÉ LAS PERSONAS INHALAN SOLVENTES

- **Presión de las amistades:** como en todas las demás formas de abuso de drogas, la presión de grupo puede ser un factor importante para que la gente comience a inhalar.
- **Aburrimiento:** aunque no lo creas, el tedio, junto con la depresión y el deseo de buscar diversiones, es una razón muy frecuente para comenzar a inhalar.
- **Precios bajos y accesibilidad:** para algunas personas inhalar es atrayente debido a que los solventes son baratos y fáciles de conseguir.
- **Facilidad de transportación:** a diferencia de lo que sucede con el tabaco, el alcohol y la mayor parte de las drogas, es relativamente sencillo andar de un lado a otro con solventes en la mochila. Nadie se asustará de verte transportando pegamento y es más fácil explicar su posesión que la del éxtasis. Además, no existen castigos por la posesión de solventes, ya que son productos legales.

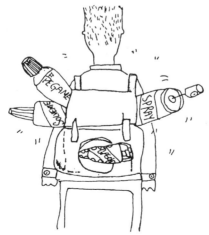

"Cuando inhalaba se me olvidaban todas mis preocupaciones, por eso continué haciéndolo." **Paul (12)**

"Es más fácil, y mejor, que emborracharse." **Marie (13)**

"Cuando comencé lo hacía sólo por diversión... era una manera de alocarme sin tener que ir a comprar drogas." **Carl (13)**

"Lo hice porque me deprimí, y cuando no lo hago me deprimo aún más, así que tengo que seguir haciéndolo." **Allie (12)**

"Todos inhalábamos, por lo general en el parque, después de la escuela. Al poco tiempo Jason y yo comenzamos a inhalar solos, en casa. Cuando rompimos dejé de hacerlo. Ahora pienso que lo hacía nada más para estar con él." **Suzanne (12)**

"A veces me pregunto por qué lo hago. Es rico por un rato y después siempre me siento miserable, cansado y enfermo. A veces me dan ganas de suicidarme." **Tony (12)**

"Estábamos aburridos y no nos imaginábamos que alguno podía sufrir algún daño. Ahora pienso en lo que hacíamos y no puedo creer que hayamos ido tan lejos." **Sam (13)**

"Lo hice por un tiempo, al igual que la mayoría de mis amigos, pero lo dejamos bastante rápido. Tienes que ser un idiota para no dejar de hacerlo." **Andy (13)**

"Comencé a hacerlo, después de escuchar a alguien en la escuela hablar sobre esto, escondida en el baño cuando tenía 11 años. Como sólo pasaba más tiempo de lo normal en la regadera nadie sospechó en mi casa. Era una forma de lidiar con mis problemas. Odiaba la escuela y no podía soportar a las demás chicas, me ayudaba a pasar el día." Louise (16)

"Tenía muchos problemas y sentía que no podía hablar con nadie sobre ellos. Mis padres se estaban divorciando y mi hermana había dejado la casa para irse a vivir con su novio. Me sentía viviendo en medio de un desastre y no podía hablar con nadie al respecto. Cuando una amiga me sugirió que inhalara líquido para encendedores pensé: '¿por qué no?' Necesitaba algo que me elevara." Gail (13)

"Inhalé pegamento durante dos años hasta que se convirtió en una verdadera pesadilla. Estaba muy asustado, tenía visiones horribles en las que las cosas me perseguían y querían matarme. Uno no se da cuenta del daño que produce hasta que deja de hacerlo." Tom (15)

Muchas personas inhalan solventes para no enfrentarse con otros problemas de su vida, como el abuso físico o sexual. Otros lo hacen para acompañar a sus amistades o porque no se les ocurre nada mejor que hacer. Desgraciadamente, como han comprendido todas las personas cuyos testimonios acabas de leer, los problemas no desaparecen sólo por inhalar solventes. Una vez que el efecto se desvanece, el problema sigue presente y un nuevo problema (la resaca) aparece.

SÍNTOMAS DEL ABUSO DE SOLVENTES

- Cambios repentinos de estado de ánimo que van de felicidad intensa a depresión profunda.
- Granos y heridas alrededor de la boca y la nariz.
- Comportamiento parecido al de un borracho.
- Ojos rojos y lagrimeantes.
- Extraños olores que recuerdan a productos químicos y manchas en la ropa.
- Actúan a la defensiva cuando se les pregunta al respecto.
- Problemas con el sueño.
- Confusión, depresión y pereza.

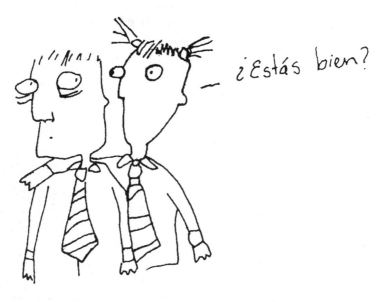

LOS PELIGROS

- Todo aerosol contiene tres elementos principales: el producto, un solvente para evitar que se solidifique dentro de la lata y un gas a presión que sirve para empujar el producto fuera del envase. Inhalar este gas directamente implica inhalar también varios otros químicos distintos, lo que puede provocar riesgos adicionales.

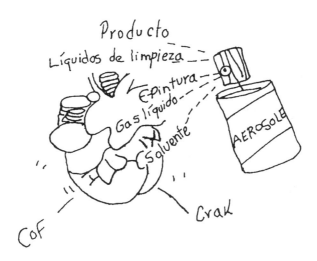

- Los aerosoles y los líquidos de limpieza sensibilizan el corazón ante el esfuerzo y las emociones fuertes; esto significa que si inhalas y luego andas aprisa de un lado a otro puedes sufrir una insuficiencia cardiaca.
- Los solventes tienden a bloquear la parte del cerebro que controla el comportamiento, esto

produce falta de cuidado y control. Los efectos son impredecibles, van desde la simple pérdida de ansiedad hasta comportamientos agresivos y un sentimiento de estar "volando". La gente bajo los efectos de los solventes es más propensa a hacer cosas estúpidas, como cruzar una calle sin fijarse o trepar a un techo inclinado, lo que puede ocasionar accidentes e incluso la muerte.

- Otro peligro es que puede desarrollarse tolerancia a este tipo de drogas. A la larga, el cuerpo se acostumbra al efecto de los solventes y para obtener el mismo efecto, tienen que ingerirse dosis cada vez más grandes, lo que aumenta los riesgos a la salud.

LOS SOLVENTES y LA MUERTE

El mayor peligro de los solventes e inhalantes es el riesgo de sufrir una muerte súbita, que puede ser provocada por asfixia o envenenamiento:

- Existe la posibilidad de que te desmayes y ahogues en tu propio vómito.
- Los aerosoles rociados directamente en la boca pueden provocar asfixia e insuficiencia cardiaca debido a que las vías respiratorias se congelan.
- Inhalar en bolsas de plástico puede provocar asfixia.
- Inhalar líquido para encendedores puede ser mortal debido a los efectos tóxicos de este producto.
- Inhalar gasolina con regularidad provoca envenenamiento por plomo.

USO PROLONGADO

A largo plazo, los distintos químicos que inhalas en estos productos terminarán por afectar tu corazón, dañar tus pulmones, tu hígado, tus riñones y destruir tu sistema nervioso. Las personas que inhalan con regularidad terminan sufriendo dolores constantes de cabeza, tienen heridas alrededor de la boca y la nariz, y también pueden llegar a tener convulsiones, depresión y perder peso. Una persona que inhala con regularidad se ve pálida y siempre está cansada, se vuelve olvidadiza y pierde la capacidad de concentración. La gente que inhala regularmente puede desarrollar dependencia física, lo que significa que cuando intenten dejar de hacerlo sufrirán los correspondientes síntomas de abstinencia.

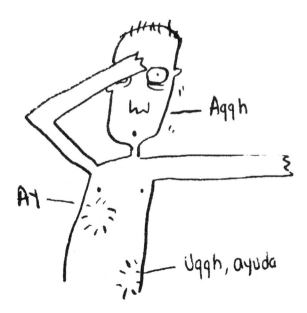

QUÉ HACER SI UN AMIGO INHALA SOLVENTES

- Si alguien sufre un colapso después de inhalar drogas asegúrate de que pueda respirar bien, voltéalo de lado (para que no se ahogue en su propio vómito) y busca ayuda médica de urgencia. Asegúrate de guardar evidencias de lo que inhaló (si no estás seguro de lo que fue, intenta buscar alguna botella vacía, alguna bolsa de plástico, algún tubo o aerosol) y dáselo a los paramédicos cuando lleguen.

- Si encuentras a un amigo inhalando aerosol, no lo asustes ni intentes perseguirlo para quitárselo. Inhalar sustancias volátiles puede causar que el corazón deje de funcionar, especialmente si la persona que lo hizo tiene que esforzarse de repente.

- Como sucede con cualquier otro tipo de problema, la gente que sufre de una adicción requiere ayuda, no discursos sobre lo terribles que son las sustancias volátiles. Este problema puede existir para cubrir otro más profundo. Así que intenta apoyar y no ponerte en contra de la persona.

- Habla con tu amigo con tranquilidad y pregúntale qué inhala y qué tan seguido lo hace. Sugiérele formas de buscar ayuda, pero asegúrate de no tomar esa decisión por él. Como cualquiera con dificultades, tu amigo no mejorará a menos que admita que tiene un problema y desee recibir ayuda.

• Si decide buscar ayuda, ofrécele acompañarlo cuando acuda a ver a un médico o psicólogo o a una agencia de ayuda. Lo más importante es que le des ánimo y lo alientes en la creencia de que puede dejar atrás su problema.

CÓMO AYUDARTE A TI MISMO

Si inhalas solventes existen bastantes cosas que debes preguntarte:

• ¿Por qué lo haces?
• ¿Valen la pena las depresiones que causa?
• ¿Quieres conseguir ayuda?
• ¿Hubieras querido no comenzar a hacerlo?
• ¿Inhalas solventes para ocultar otros problemas?
• ¿Qué riesgos corres al inhalar?

Si deseas dejar de inhalar solventes, pero tienes miedo de no poder lograrlo, no te asustes. A diario cientos de personas dejan de inhalar. Los expertos dicen que esto es parecido a dejar de fumar tabaco. Es decir, durante los primeros días será difícil y puedes llegar a sentirte de mal humor, así como cansado e irritable. Pero después de ese tiempo las cosas mejorarán rápidamente.

La mayor parte de la gente no puede dejar de hacerlo por sí misma, pero tiene miedo de buscar

ayuda. Si no puedes recurrir a tus padres, a un
hermano o hermana mayor, a un pariente o a un
médico, intenta ponerte en contacto con:

Locatel 658-11-11 (Pide la extensión de Joven a
Joven)
Vive sin drogas 01 800 911 2000
Centro de Integración Juvenil,
Prevención y Tratamiento a Adicciones
24 Horas Oficina central 211-12-12

Esta es una línea telefónica de ayuda en la que
consejeros profesionales responderán tus preguntas
y te darán ayuda sobre problemas relacionados con
las drogas.

CAPÍTULO SIETE

Cannabis

CUESTIONARIO

¿QUÉ SABES SOBRE LA CANNABIS?

1 La cannabis es la droga ilegal que más se consume en el mundo.
Cierto/Falso

2 Fumar cannabis es más peligroso para la salud que los cigarrillos.
Cierto/Falso

3 Consumir cannabis lleva a la adicción a la heroína.
Cierto/Falso

4 La policía no se molesta en arrestar a nadie sólo por que fuma o tiene cannabis.
Cierto/Falso

5 Jamás ha muerto nadie debido a la cannabis.
Cierto/Falso

RESPUESTAS

1 CIERTO. Se calcula que 200 millones de personas en el mundo consumen esta droga. Cuatro millones de británicos la han probado y más de 500 000 la usan con regularidad.

2 CIERTO. Se calcula que el riesgo de sufrir cáncer pulmonar asociado con la cannabis es ocho veces mayor que el asociado con el tabaco.

3 FALSO. Aunque este es un mito muy difundido, no existen evidencias que sugieran que haya un vínculo entre la cannabis y la heroína. Por ejemplo, millones de personas en el Reino Unido han probado la cannabis y tan sólo unos cuantos miles son adictas a la heroína.

4 FALSO. Anualmente se multa y encarcela a más de 40 000 personas bajo cargos de posesión de cannabis.

5 CIERTO. Sin embargo, aunque no hay registros de muertes vinculadas con la cannabis, sería tonto pensar que es una droga "segura". La cannabis tiene sus peligros, como cualquier otra droga.

¿QUÉ ES LA CANNABIS?

*T*ambién se le conoce con los nombres de: mariguana, cáñamo, mota, yerba, mostaza, hash, guarumo, chala, colas, ganja, grifa, porro, hachís. Cannabis es el nombre genérico que se le da a los productos derivados de una planta verde y tupida originaria de Asia, pero que ahora se planta en todo el mundo. La resina de la cannabis (hachís) probablemente sea la presentación más común de esta planta en el Reino Unido. Esta es una sustancia café o negra que por lo general se mezcla con tabaco y se lía para formar un "trabuco" (en forma de cigarrillo). La resina se vende en pequeños paquetes envueltos en papel adherible o de estaño. La cannabis también puede encontrarse como hojas secas (yerba) o capullos (colas) y su resina también se vende como droga. El cáñamo es un inofensivo producto derivado de la cannabis al que se le pueden dar muchos usos, por ejemplo, para fabricar ropa.

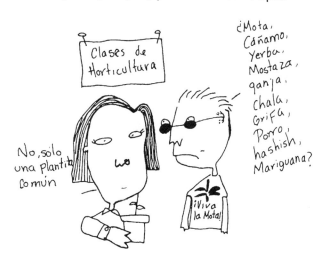

HISTORIA DE LA CANNABIS

Como muchas otras drogas, la cannabis ha sido empleada durante siglos. Los chinos le daban uso medicinal, al igual que los egipcios y los antiguos griegos, ¡para quienes era un remedio en contra de las flatulencias! Los romanos utilizaban el cáñamo para fabricar velas para sus barcos y ropa, y por este uso fue que la mariguana llegó a Gran Bretaña. Durante los años cincuenta la cannabis se volvió popular en los medios jazzísticos de aquella época y, después, entre los miembros de la cultura *hippie* de los sesenta. Aunque la cannabis no causa tanto revuelo como el éxtasis, la heroína y la cocaína, no hay duda de que es la droga ilegal más consumida en el Reino Unido.

USOS MEDICINALES DE LA CANNABIS

"No entiendo, leí en el periódico sobre un hombre al que arrestaron por consumir mariguana. Tenía 60 años y decía utilizarla porque le ayudaba a combatir los dolores de la artritis. Mi mamá dice que la cannabis es buena para muchas enfermedades, ¿es verdad esto?"

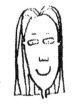

Tanya (14)

En los tiempos de la reina Victoria (siglo XIX) los médicos recetaban esta droga para muchas enfermedades, entre las que se incluían problemas respiratorios, espasmos musculares y enfermedades estomacales. Sin embargo, al paso de los años la cannabis ha dejado de ser bien vista. Desde 1971 todo médico que desee practicar estudios sobre los usos medicinales de la cannabis necesita tramitar permisos especiales, lo cual significa que la mayoría de las evidencias a favor de las ventajas medicinales de esta planta se basan en pruebas limitadas. Sin embargo, se sabe que sirve para aliviar los dolores causados por la artritis, que a los pacientes que sufren de cáncer y SIDA les ayuda a recuperar el apetito, y que controla las contracciones musculares de las personas que sufren de esclerosis múltiple. También se dice que puede ser utilizada como medicamento para controlar enfermedades como asma, tensión premenstrual y glaucoma.

¿DEBE LEGALIZARSE LA CANNABIS?

 "Si la cannabis no es dañina como otras drogas, ¿por qué no la legalizan?"
Tom (14)

 "La cannabis debe ser mala, si no lo fuera no sería ilegal."
Sarah (12)

La legalización de la cannabis es un tema muy debatido; hay gente que cree que debe legalizarse y otra que piensa que esto sería alentar el abuso de las drogas.

La gente que mantiene un punto de vista en favor de la legalización señala que la cannabis es menos dañina que algunas drogas legales, como el alcohol, y que por tanto es ridículo que esté prohibida. También afirman que la legalización haría que el dinero de los impuestos (utilizado para pagar a los policías) pudiera concentrarse en la lucha contra drogas más peligrosas, y que si la cannabis fuera legal su uso podría controlarse de mejor manera, como en Holanda, país en el que la cannabis es legal desde 1976 y donde aunque se vende legalmente en los *coffee shops* los dueños de estos lugares no pueden venderla a menores de 18 años, y tampoco se les permite anunciar sus productos, ni expender otro tipo de drogas. Aunque en aquel país no está prohibido tener hasta 30 gramos de cannabis para uso personal, sigue siendo ilegal producir y vender cannabis si no se es dueño de un *coffee shop*. Los estudios realizados en Holanda muestran que desde que se dejó de penar el consumo de cannabis no se ha incrementado su uso.

Por otro lado, las personas que están en contra de la cannabis señalan que es peligrosa y piensan que legalizarla tendría el efecto de animar a las personas a que la usen aún más, y que influenciaría a jóvenes que, de otra forma, jamás hubieran pensado en probarla. Muchos también creen que decir que consumir cannabis está bien llevaría a la gente a probar drogas más fuertes, es decir, la cannabis se convertiría en una especie de droga de entrada hacia otras sustancias.

¿CUÁLES SON SUS EFECTOS?

"Me hace sentir 'alivianado'." Jake (12)

"Te hace sentir bien y no tiene efectos secundarios."
Paul (13)

*"Me hace sentir en calma, especialmente cuando mi
mamá me está regañando."* Linda (14)

*"La probé en un par de ocasiones y no me hizo
nada."* Sean (12)

*"Sólo la probé una vez y me dio asco. Primero me
sentía mareada y después completamente enferma."*
Julie (14)

"Hace que todo me dé risa." Tina (13)

*"A veces, cuando fumo, veo las cosas con mucha
claridad y me gusta mucho."* Seema (13)

La cannabis tiende a hacer sentir a la gente más
relajada y segura; hay quienes afirman que los hace
más creativos y que con ella pueden pensar mejor.
Otros dicen que les sirve para calmarse y hay
quienes aseguran que no tiene ningún efecto sobre
ellos. Desde el punto de vista estrictamente físico,
la cannabis disminuye la presión arterial y no causa
adicción.

Los efectos de la cannabis dependen bastante de la manera en que se consuma, aunque por lo general esto se hace liando un cigarrillo con ella (al que se le conoce como "toque" o "porro") y fumándolo. Tanto la resina como la yerba se fuma en pipa, o a través de agua contenida en una botella (el llamado *bong*). A veces se le come en galletas o pasteles para disfrazar un poco su sabor. Cuando se le consume como comida o bebida (por ejemplo té de hachís), no es posible saber cuánto se ha ingerido y sus efectos pueden no sentirse hasta pasados treinta minutos. Cuando se le fuma sus efectos comienzan a sentirse al cabo de unos pocos minutos.

Al igual de lo que sucede con otras drogas, el efecto de la cannabis depende bastante del estado anímico del usuario y de sus expectativas. La mayoría de la gente (si es honesta) no siente mucho la primera vez que la prueba y luego, gradualmente, comienza a conocer sus efectos. Generalizando, se puede decir que la cannabis relaja a las personas y aumenta sus capacidades sensoriales (vista, oído, gusto, olfato). Esto significa que algunas personas pueden volverse más parlanchinas y otras más "alivianadas".

LOS PELIGROS

El verdadero peligro de la cannabis, aparte del hecho de que es ilegal, es el estado de intoxicación. Alguien que está bajo sus efectos no puede manejar un automóvil o coordinar apropiadamente sus movimientos. Los consumidores regulares tienden a ser personas soñolientas, torpes, y no pueden utilizar sus habilidades al máximo, lo que significa que no deben hacer cosas como manejar o cruzar calles sin ayuda; además, tienen menor capacidad de concentración. Otro síntoma común es la sensación de hambre que da la cannabis (a esto se le llama el "monchis") y, si la consumes a través de comida, debido a que de esta manera la sustancia activa tarda más tiempo en llegar al torrente sanguíneo, no podrás saber con exactitud cuánto tomaste, o qué tan fuerte es la cannabis que utilizaste, lo cual puede significar que termines sufriendo una experiencia bastante terrible.

"La hermana de mi amiga hizo unos pasteles y no nos avisó que les había puesto mota. No tenía idea de lo que me estaba pasando, me sentía enferma y empezó a darme pánico porque sentía que mi garganta se cerraba. Lo bueno fue que el efecto no duró mucho."

Sue (14)

"Los pasteles de mariguana que comimos eran fortísimos. Fue horrible porque sentíamos que el cuarto estaba girando; algunos de mis amigos vomitaron y yo me sentí muy mal."

Richie (13)

Otros de los peligros de la cannabis son que puedes llegar a sentirte enfermo si la droga es demasiado

144

potente, y desmayarte si bebes alcohol al mismo tiempo. Otro efecto común de la cannabis es la paranoia. Muchos usuarios afirman que al fumar no se sienten nada relajados, sino más bien ansiosos e inquietos.

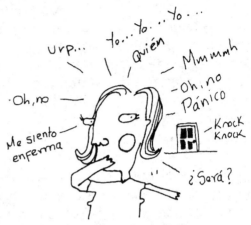

USO A LARGO PLAZO / USO EXCESIVO

Hay evidencias que sugieren que el uso a largo plazo de la cannabis causa daños permanentes en el funcionamiento mental (concentración, memoria) y que puede afectar la salud mental. Las personas que la usan en exceso llegan a sufrir dependencia física, además de volverse más apáticos y somnolientos.

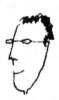

"Entre los 14 y los 17 años fumaba cannabis todo el tiempo. Diario "ponchaba" (liaba un cigarrillo de mariguana) y fumaba solo, por lo general. Era mi forma de pasar el día. Era un poco así: si tenía problemas en la escuela me fumaba un "toque", si tenía problemas en casa me fumaba un "toque". Pensaba que era una manera de lidiar con mis problemas, pero en realidad era una forma de evitar afrontarlos. Cuando estaba

"pacheco" (bajo los efectos de la cannabis) sentía que nada podía afectarme, pero después me di cuenta de que estaba perdiendo el control sobre mi vida. Ya no quería hacer nada con mis amigos, mi novia me dejó porque decía que era aburrido estar conmigo, y reprobé todos mis exámenes. En el momento pensé que me daba igual, pero luego comprendí que antes no me daban igual las cosas, así que dejé de fumar."

Mark (18)

Fumar cannabis también provoca mayor riesgo de desarrollo de enfermedades pulmonares, incluyendo cáncer pulmonar, que fumar tabaco. Esto se debe a la manera en que se fuma esta droga: el humo se inhala hasta el fondo de los pulmones y se mantiene dentro durante un rato para que el efecto sea mayor. Además, la cannabis tiene más concentración de sustancias desagradables como alquitrán y otras, lo cual quiere decir que si la fumas serás más propenso a sufrir cáncer pulmonar que un fumador de tabaco.

¿TU AMIGO CONSUME CANNABIS?

Cosas que observar:

- Falta de coordinación
- Ojos rojos
- Fatiga y cansancio
- Somnolencia y falta de motivación
- Mala concentración
- Pérdida de la memoria
- Comportamiento anormal

146

- Necesita más dinero del habitual
- Falta de interés por actividades que antes disfrutaba
- Papeles para liar cigarrillos y tabaco tirados
- Olor dulce y extraño en su cuarto (la cannabis tiene un aroma muy particular)

SENTIRSE BAJO PRESIÓN

"No quiero fumar mota, pero odio ser la única que no lo hace. Mis amigos no me obligan, pero se van todos juntos a un cuarto a fumar y yo me siento abandonada. Hasta cuando no fuman es horrible, porque siempre están hablando sobre lo maravillosa que es."

Gina (12)

"Hay un chico que vende mariguana en la escuela.

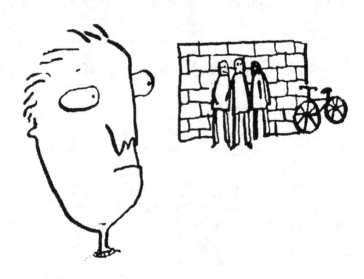

Siempre se acerca y nos dice que no vamos a arrepentirnos de probarla."

Yvonne (13)

Si te llegan a presionar para que pruebes una droga, lo más probable es que la droga que quieran que pruebes sea la cannabis. Esta droga tiene la reputación de ser bastante *cool*, es decir, la gente que la prueba a menudo desea que sus amistades la prueben también. Además, es una droga más de grupo que otras, simplemente por el hecho de que para fumarla se pasa un cigarrillo de persona a persona, lo que hace que a veces sea más penoso y difícil decir no. Sin embargo, decir no a la cannabis es como decir no a cualquier otra droga. Si no quieres probarla... no dejes que nadie te presione para que lo hagas.

CUATRO MITOS POPULARES SOBRE LA CANNABIS

- **Hace bien.** Tus amistades pueden intentar persuadirte para que pruebes la cannabis hablándote sobre sus supuestos efectos medicinales. Aunque es cierto que la cannabis sirve para algunos padecimientos, sus efectos curativos no están comprobados todavía y, aunque lo estuviesen, es poco probable que esta droga sea saludable para el consumidor.

- **Todo el mundo la consume.** Es verdad que mucha gente utiliza la cannabis, pero también hay muchísimas otras personas que no lo hacen. Esta es una decisión personal y debes ignorar a cualquiera que pruebe este argumento contigo.
- **Te ayudará a relajarte.** Es verdad que a algunas personas les ayuda a relajarse, pero si antes de consumirla te sientes nervioso, lo más probable es que te haga sentir aún más angustiado y preocupado.
- **No puedes volverte adicto.** Aunque la cannabis no provoca adicción, hay muchas personas que llegan a depender psicológicamente de ella, y quienes la consumen en exceso comienzan a creer que no pueden pasar el día sin su ayuda y les da pánico no tenerla.

CAPÍTULO OCHO

Drogas, drogas y más drogas

CUESTIONARIO

¿QUÉ SABES SOBRE LAS DROGAS?

1 *El* speed *ayuda a perder peso.*
Cierto/Falso

2 *Un viaje de* LSD *puede durar hasta 12 horas.*
Cierto/Falso

3 Inyectarse drogas es un peligro en sí mismo, aparte de la droga específica que uno se inyecte.
Cierto/Falso

4 Las anfetaminas calman y ayudan a dormir.
Cierto/Falso

5 Los hongos alucinógenos son ilegales.
Cierto/Falso

6 Los esteroides anabólicos te hacen ser más masculino.
Cierto/Falso

RESPUESTAS

1 FALSO. Aunque es cierto que en los años sesenta las anfetaminas (speed) se recetaban como ayuda para bajar de peso debido a sus cualidades supresoras del apetito, hoy se sabe que lo único que hacen es posponer el apetito hasta que se baja su efecto y, entonces, el usuario siente un hambre tremenda. En la actualidad es muy raro que se receten anfetaminas debido a que su uso prolongado lleva a sufrir presión arterial alta, problemas cardiacos e incluso la posibilidad de un ataque apopléjico.

2 CIERTO. Los efectos de un viaje pueden llegar a durar hasta 12 horas y una vez que el viaje comienza no se puede detener.

3 CIERTO. Inyectarte drogas te pone en riesgo de sufrir infecciones cutáneas, llagas, VIH y hepatitis C.

4 FALSO. Las anfetaminas se toman para acelerar el corazón y tener más energía. Son estimulantes y esto significa que te mantienen despierto incluso si sientes cansancio.

5 CIERTO Y FALSO. *Los hongos alucinógenos pueden cortarse y comerse crudos legalmente, pero son ilegales si se encuentran secos, cocinados o en té.*

6 CIERTO Y FALSO. *Los esteroides anabólicos contienen la hormona masculina llamada testosterona. Las mujeres que los utilizan pueden desarrollar características masculinas, como el surgimiento de vello en el pecho y la cara, calvicie y voz grave. Sin embargo, en los hombres parece suceder lo contrario, ya que algunos desarrollan pechos y sufren de encogimiento de testículos.*

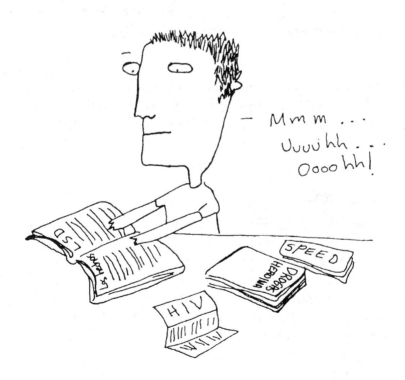

ESTEROIDES ANABÓLICOS

"Mi hermano hace ejercicio y a mí me preocupa porque toma esteroides. Dice que todos sus amigos hacen lo mismo y que no tiene nada de malo, pero, ¿no son ilegales?"

Paul (14)

"Tengo la tentación de tomar esteroides porque quiero un buen cuerpo como los que se ven en el gimnasio. Un amigo dice que tomarlos da seguridad y no es necesario hacer demasiado ejercicio. Hay gente que habla sobre los efectos secundarios, pero yo creo que valen la pena."

Nick (14)

Los esteroides son la droga más utilizada entre atletas y fisicoculturistas y cada vez se utilizan más como droga en las discotecas para que la gente se vea tan bien en la pista de baile como en el gimnasio o en las pistas de carreras.

Los efectos

"Anabólico" significa "desarrollar el cuerpo" y estas son drogas que desarrollan los músculos y la fuerza. Los esteroides contienen la hormona masculina llamada testosterona, que es la encargada de regular el crecimiento. Normalmente se toman como pastillas (en ocasiones se inyectan) y su ingestión puede detectarse a través de pruebas de orina. El uso de esteroides es ilegal en los deportes de competencia, y los deportistas y atletas en general son sometidos a rigurosas pruebas para detectar su uso. Esto se hace debido a que los esteroides dan a la persona que los toma una ventaja injusta, aumentan la masa muscular y el peso, hacen que la gente sea más agresiva y competitiva, y permiten competir a un nivel mayor tanto de fuerza como de resistencia. Por eso los esteroides también se conocen como drogas para aumentar el rendimiento.

Los peligros

Mucha gente no ve los esteroides como a otras drogas ilegales o "duras". Esto se debe a que por lo general la gente no está consciente de los riesgos que estas sustancias acarrean. En la actualidad la posesión de esteroides no es ilegal, a menos que se intente distribuirlos; sin embargo, pronto lo será (el gobierno está intentando catalogarlos como una droga de Clase C; ve la página 20). La mayoría de los esteroides anabólicos se consiguen en el mercado negro y un alto porcentaje son falsos, lo cual significa que, como sucede con otras drogas, no hay manera de saber a ciencia cierta el contenido o la dosis real de la droga.

Utilizar esteroides durante la adolescencia es particularmente peligroso. Los jóvenes que los usan por lo general lo hacen por influencia de sus compañeros (el 50% de los estudiantes entrevistados en Arkansas, Estados Unidos, probaron los esteroides animados por sus amistades) y porque tienen poca seguridad en lo referente a su apariencia física. Comenzar a tomar anabólicos durante la adolescencia puede crear una dependencia hacia esta droga, es decir, los consumidores se sienten inadecuados sin

154

la ayuda de esteroides. Asegúrate de conocer las verdades sobre esta droga.

Los esteroides pueden arruinar el equilibrio corporal del adolescente ya que contienen la hormona (segregada de manera natural en los adultos) llamada testosterona que, al estar presente en el cuerpo debido a la ingestión de esteroides, lo confunde y hace que mande la señal de que el proceso de crecimiento ha terminado, deteniendo la producción de hormonas antes de tiempo, lo que trae como consecuencia que los huesos dejen de crecer y se detenga el desarrollo.

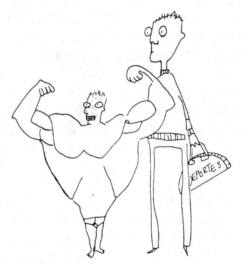

Los esteroides también acarrean otros peligros bastante graves. Su uso regular lleva a:

• cáncer de riñón, hígado y próstata
• enfermedades cardiacas
• presión arterial alta

- contracciones musculares
- acné
- impotencia
- insomnio
- fuertes dolores de cabeza
- irritabilidad, agresividad y comportamiento violento
- depresión y cambios bruscos de humor
- angustia y paranoia
- problemas hormonales
  Si eres mujer y tomas esteroides puedes desarrollar características masculinas, tales como exceso de vello corporal y voz más grave. Los hombres pueden sufrir de reducción en el impulso sexual y desarrollo del tejido mamario.
- Otro riesgo que corren los que se inyectan esteroides es contraer VIH y SIDA, ya que es posible que compartan jeringas.

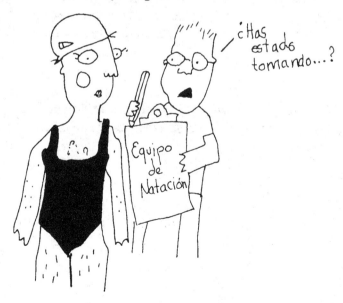

Algunos fisicoculturistas han empezado a sustituir los esteroides por insulina (que utilizan los diabéticos), como una opción más barata para desarrollar sus músculos. Esta práctica acarrea peligros graves e inmediatos, entre los que se incluyen mareos, falta de orientación, pérdida de la conciencia, estado de coma y, en casos extremos, la muerte.

SPEED (Anfetaminas)

"Quiero probar el speed. He oído que da muchísima energía y no tiene efectos secundarios."

Tom (12)

"Mucha gente que conozco toma speed. Lo compran en la esquina de la calle donde vivo y después lo comparten. Mi novio dice que es muy divertido tomar esta droga."

Louise (13)

"La hermana de mi amiga dice que tomó speed para perder peso. Ella bajó cinco kilos con mucha rapidez."

Lisa (13)

También se les conoce como: anfetaminas, *uppers*, sulfato, píldoras dietéticas, cristal. El *speed* es un polvo blanco, grisáceo o rosa.

Los efectos

El *speed* es un estimulante, lo cual significa que te mantiene alerta y en actividad. Una vez que lo tomes, se acelerará tu ritmo cardiaco y respiratorio, te sentirás lleno de energía y, en ocasiones, también de regocijo. El efecto de una dosis dura entre tres y cuatro horas.

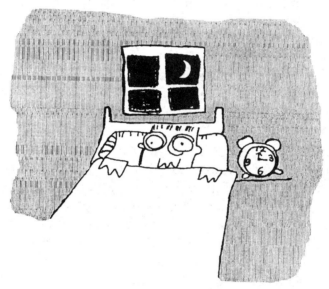

Los peligros

- Incluso en dosis bajas, el *speed* puede provocar cambios bruscos en el estado anímico, rabietas, irritabilidad e inquietud.
- También existe el problema de la deshidratación y las personas que toman esta droga deben beber 1/2 litro de agua o jugo de frutas cada hora para recuperar los líquidos perdidos.
- Si se toma con regularidad, el *speed* puede producir confusión, pánico y paranoia.

- Los usuarios de esta droga también terminan destrozados físicamente debido a la falta de sueño y comida, lo que lleva a problemas que van desde tener en mal estado la piel, hasta graves ataques de ansiedad.
- Los que utilizan esta droga en exceso afirman sufrir de comezón y depresión severa.
- Al igual que el éxtasis, el *speed* pocas veces se encuentra en su estado puro. Por lo general se le diluye con sustancias que van desde cafeína hasta leche en polvo para bebés, aspirinas, glucosa, ¡e incluso harina casera! Así que los consumidores no necesariamente están conscientes de lo que ingieren.
- Otro problema del *speed* es que la tolerancia a esta droga se desarrolla con rapidez, lo cual básicamente significa que cada vez se tiene que tomar más para obtener el mismo efecto. Ingerir dosis altas regularmente puede provocar problemas mentales de los que se pueden llegar a necesitar meses enteros para recuperarse. Ya estás bajo advertencia.
- Los efectos del *speed* pueden llevar a una dependencia psicológica. A diferencia de la dependencia física, que implica que el cuerpo necesita tanto de la droga que sin ella no puede funcionar de manera adecuada, la dependencia psicológica implica que la persona depende de una droga específica para poder relajarse, escapar de la realidad o estudiar, y la simple idea de vivir sin la sustancia requerida hace que esta persona caiga en estados de angustia y depresión.
- Las grandes dosis y el uso a largo plazo pueden llevar a que la persona sufra de alucinaciones y

comportamiento hostil. Además de que daña los vasos sanguíneos y puede provocar insuficiencia cardiaca.

COCAÍNA

"¿Qué es la cocaína? La gente habla sobre ella todo el tiempo, pero aunque conozco personas que han tomado éxtasis, ácido y fumado mariguana, no conozco a nadie que inhale cocaína."

Jules (12)

"Mi mamá dice que ella y sus amigos acostumbraban inhalar cocaína cuando eran jóvenes, en fiestas y lugares así. Ella dice que te hace sentir de mal humor e irritable."

Patrick (11)

"He oído que la cocaína es legal en Sudamérica, ¿es verdad esto?"

Paul (12)

La cocaína por lo general se consigue como un polvo blanco y puede untarse en las encías, fumarse, inhalarse o inyectarse. El crack es la presentación fumable de la cocaína la cual se extrae de las hojas de la planta de coca que crece en Sudamérica; ahí la gente mastica estas hojas para obtener energía. Es una droga muy cara y por eso tiene reputación de ser la droga "de moda" entre ricos y famosos.

Los efectos

Sus efectos duran sólo 30 minutos, lo cual significa que es necesario inhalar más y más para mantenerlos. Esta droga causa efecto debido a que es absorbida a través de las membranas nasales y de ahí pasa al torrente sanguíneo, haciendo que las pupilas se dilaten y que el nivel de euforia aumente. Al principio, las personas que toman esta droga se sienten alegres y llenas de energía.

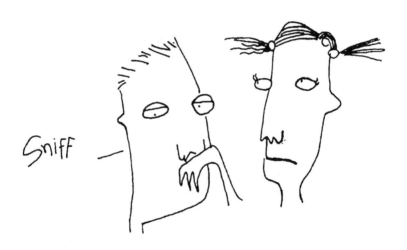

Los peligros

- La cocaína puede causar con bastante rapidez niveles altos de ansiedad, agresividad y paranoia.
- Su uso frecuente es causa de insomnio, depresión y daño a las membranas nasales.
- Se sabe que su uso regular produce miedos y angustias irracionales que pueden llegar a producir mucha preocupación.

- La dependencia psicológica se da con bastante rapidez.

LSD/ÁCIDO

"*Se me antoja mucho probar el ácido. He escuchado que los viajes que produce son fantásticos: colores, luces, sentimientos raros... suena genial.*"

Gill (14)

"*Probé el ácido una vez y fue lo peor que me ha pasado en la vida. Me sentía enfermo y asustado porque todo me parecía oscuro y espeluznante. El cuarto en el que estaba parecía hacerse cada vez más pequeño y no podía dejar de pensar que mis amigos querían matarme.*"

Sean (14)

La dietilamida de ácido lisérgico (LSD, por sus siglas en inglés) es un alucinógeno, lo cual significa que tiene la capacidad de alterar los sentidos. De hecho, el LSD es un polvo blanco que, debido a la reducida cantidad que se necesita para provocar un viaje, por lo general se coloca en pequeños cuadrados de papel o gelatina. Una vez ingerido tarda aproximadamente 30 minutos en hacer efecto.

Los efectos

Esta droga tiene el efecto de producir alucinaciones de colores, sonidos y texturas distorsionadas y a esto se le llama "un viaje". Puede ser que te suene divertido, pero la verdad es que tomar LSD implica asumir el riesgo de tener un viaje bueno o uno malo.

Los peligros

- Tener un mal viaje: un mal viaje es una alucinación que asusta, deprime o aterroriza, un viaje del que no se puede escapar. Como la mayoría de las drogas, el lugar donde lo tomes, la cantidad que ingieras y cómo te sientas anímicamente antes de consumirlo tendrán influencia en el tipo de viaje que tengas. Por ejemplo, si sientes angustia porque vas a tomar ácido, es más probable que tengas un mal viaje, ya que todas tus angustias se verán realzadas.

- Incluso una pequeña cantidad de ácido puede afectar a tu cerebro y traer como resultado ataques de pánico e incluso, en algunos casos, cambios permanentes en la personalidad. A algunas personas les dan *flashbacks* de sus viajes (es decir, vuelven a sentir los efectos después de pasado un tiempo), incluso años después de haber tomado LSD.

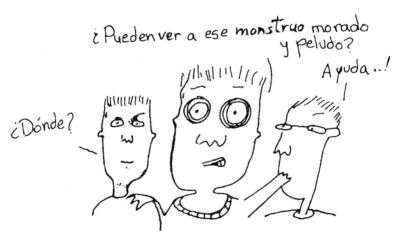

• Al igual que la mayor parte de los alucinógenos, los peligros surgen cuando los usuarios intentan realizar actividades cotidianas que requieren de control, como por ejemplo cruzar una avenida transitada o manejar un auto. Los malos viajes también pueden llevar a la práctica de actividades innecesariamente peligrosas, como que saltes por una ventana creyendo que puedes volar.

HEROÍNA

"Si hay una droga que me asusta, es la heroína. Es muy peligrosa y causa mucha adicción. Mi mamá dice que todos los adictos a la heroína mueren y que por eso no debo probarla nunca, pero aun así me preocupa hacerlo y terminar 'enganchada'. En el barrio hay algunas personas que la toman y se ven espantosas."

Wendy (13)

La heroína (o "chiva") puede consumirse a través de la boca pero, por lo general, las personas que la usan se la inyectan porque a través de la vena la droga llega de manera directa al torrente sanguíneo y actúa más aprisa. Una vez que sus venas más accesibles (como las del brazo) se dañan debido al uso excesivo, los adictos se inyectan en cualquier parte del cuerpo y, en el ansia desesperada por un "pico" de heroína, llegan al grado de inyectarse en las ingles. La heroína también puede calentarse para inhalar sus vapores ("perseguir al dragón"). El efecto de esta droga es el de calmar al usuario de manera que no sienta nada más que una oleada de felicidad. Sin embargo, cuando esta oleada pasa, el consumidor termina aturdido. A diferencia del *speed* y el éxtasis, la heroína es un calmante, lo cual significa que vuelve más lento el ritmo biológico del cuerpo.

Los peligros

- La heroína causa mucha adicción y, aunque es un mito que una sola inyección equivalga a la adicción segura, la tolerancia a los opiáceos (es las drogas derivadas de la amapola, entre las que se incluye la heroína) se desarrolla rápidamente, y esto significa que cada vez hay que tomar más y más droga para obtener el mismo efecto.
- Cuando no tienen la droga, los usuarios sufren severos síntomas de abstinencia entre los que se incluyen ansiedad, calambres, fiebre, sudor excesivo y graves espasmos musculares. A esto se le llama el "pavo frío", o "sentir el mono", (en cada país se denomina con diferentes acepciones) y a menudo es tan difícil de soportar que los adictos recaen, aun cuando ya no obtienen ningún efecto agradable de la droga, sólo por evitar los síntomas de abstinencia.
- Los adictos a la heroína a menudo se olvidan de sí mismos y se colocan en riesgo debido al estilo de vida que, como adictos, llevan. Por ejemplo, comparten jeringas al inyectarse, lo que puede diseminar el vih entre ellos.

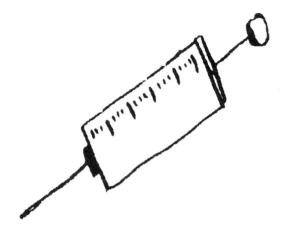

• Los usuarios de esta droga son más propensos a recurrir al crimen, ya que roban para pagar este costoso hábito que puede llegar a implicar un gasto de cientos de miles de dólares al año.

MÁS PELIGROS OCULTOS DE LAS DROGAS

Mezclar drogas

Hacer esto es malo por muchas razones. Para empezar, en estos tiempos es casi imposible saber a ciencia cierta qué es lo que una droga verdaderamente contiene. Por lo tanto, no es probable que puedas prepararte por completo para todos los efectos que tengas que soportar, incluso si sabes lo que estás tomando. Mezclar drogas no es más que buscar mayores complicaciones.

"La primera vez que probé las drogas terminé en el hospital porque hice la cosa más estúpida que podía hacer. Cumplía 14 años y fui a la casa de una amiga, me puse completamente borracha bebiendo vino y sidra. Después tomamos éxtasis que su hermana le había regalado. Como pasaron 10 minutos y no sucedía nada, le pregunté si tenía alguna otra cosa y ella sacó un poco de speed. Eso sí me pegó de inmediato y, antes de que me enterara, el éxtasis también me hizo efecto y durante una hora todo parecía estar bien. Después empecé a sentir náuseas y mareos, me dolía muchísimo la cabeza, así que fui al baño y me tomé una aspirina. Lo siguiente que supe fue que estaba en el hospital con un tubo metido en la garganta. Resultó que me había desmayado y me encontraron tirada en un charco de vómito. Fue horrible. Desde entonces no me he 'metido' nada."

María (18)

Tomar drogas con personas que no conoces o no te simpatizan

Toda droga altera el cerebro, lo cual significa que puedes pasártela bien o mal, dependiendo de con quién estés. Si tomas drogas, hacerlo con gente en la que confíes es bueno por muchos motivos.

1 Te cuidarán si algo sale mal.

2 Pueden calmarte si te da un ataque de pánico.

3 No te sentirás amenazado por lo que hagan o dejen de hacer.

4 No se irán, dejándote solo.

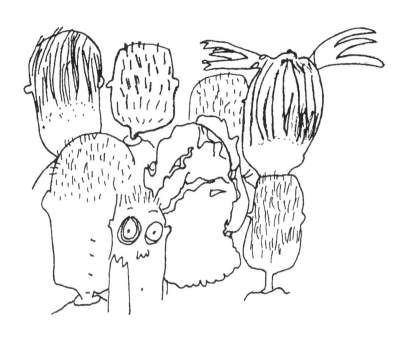

"Una vez tomé ácido en la casa de una amiga. No sabía bien lo que hacía y, en cierta forma, me presionaron para que lo hiciera. Desde el primer momento en que lo tomé comenzó a darme pánico, no debido a la droga, sino por lo que pensaba que iba a suceder. Una chica a la que no conocía comenzó a maltratarme y a decir que yo era una nenita y mejor me callara. Sentí algo espantoso, quería irme a casa pero sabía que, debido al ácido, no podría hacerlo. Me sentía atrapada. Obviamente tuve un mal viaje y terminé gritando como loca."

Liz (17)

"Una vez tomé ácido con unas supuestas amigas durante un viaje de campamento. Dos de ellas sabían que yo odiaba los insectos y, por alguna razón, comenzaron a molestarme con los bichos y demás cosas. Terminé llorando y regresé a mi tienda de campaña para quedarme sola. Mientras estaba acostada comencé a imaginar que había insectos intentando trepar por mi pierna. Comencé a revolverme y gritar, pero los bichos no se marchaban. Una amiga (que no había tomado ácido) me dijo que tuvo que sentarse toda la noche junto a mí porque yo no podía dejar de temblar de miedo."

Tammy (16)

El crimen y las drogas

Las drogas pueden llevar de muchas formas al crimen. En la mayoría de los casos es la necesidad de dinero para comprarlas lo que hace que la gente robe las tiendas y a las personas.

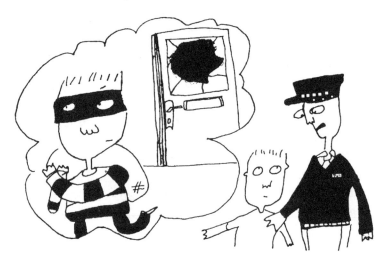

"Cuando empecé a tomar éxtasis las cosas eran fáciles para mí. Mi novio era administrador de un club y me regalaba las tabletas. Después de cierto tiempo me dijo que tendría que empezar a pagárselas porque eran demasiado caras como para regalarlas. Al principio no me importó porque sólo tomaba uno o dos de vez en cuando, pero después tuve que empezar a comprar más porque empecé a ir a los clubes también entre semana. Además, mi novio perdió su empleo y yo sentía que era mi deber recompensar el favor que me había hecho y que debía conseguirle éxtasis a él también. En pocos meses gasté todos mis ahorros y después me dio pánico, sabía que a mis padres les iba a dar un ataque si se enteraban que me había gastado todo mi dinero. Sólo tenía 15 años y ellos ni siquiera imaginaban lo seguido que iba a clubes. Siempre me quedaba a pasar el fin de semana con mi hermana mayor y ella nunca les dijo nada.

Fue por esa época cuando comencé a robar en tiendas. Al principio era sólo un poco de maquillaje que después revendía en mi escuela. Después fueron ropa y discos compactos. El mayor problema era que aunque sí estaba ganando dinero, me lo gastaba todo en éxtasis y no me alcanzaba para reponer mis ahorros. Todo el tiempo pensaba que iba a dejar de hacerlo, juraba que iba a ser la última vez. Hasta que me atraparon robando. Resultó que me habían vigilado durante semanas, así que no pude mentir y fingir que nunca antes lo había hecho. Como ya tenía 16 años me levantaron cargos, mis padres se enteraron, mis amistades también y me expulsaron de la escuela. Después de ese incidente todo lo demás terminó por descubrirse, fue la peor época de mi vida."

Emma (18)

Puede ser que no tomes drogas; quizá ni siquiera te interese experimentar con ellas; de hecho, es probable que decidas mantenerte lejos de ellas durante toda tu vida. Incluso si logras hacer esto (y hay mucha gente que lo hace) seguirá siendo casi seguro que a lo largo de tu vida te encuentres con gente que no comparte tus puntos de vista. Probablemente sean personas que experimenten con drogas, que consuman grandes cantidades, o que simplemente las tomen socialmente. Tal vez sean miembros de tu familia, amigos, o algún novio o novia. Quizá incluso sean personas con las que trabajas o vas a la escuela.

Puede ser que su comportamiento te preocupe, o quizá te parezca que necesitan ayuda con urgencia. Tal vez estén en problemas o quieran tu consejo y esto te asuste haciendo que te alejes (después de todo las drogas son un tema que da miedo), y nadie te culpará por hacerlo. Sin embargo, si te sientes confundido o preocupado, lo mejor que puedes hacer es averiguar más sobre el tema. Existen lugares a los que puedes acudir para obtener información y consejo de manera confidencial. La razón de ser de todas las organizaciones enlistadas aquí es ayudarte; así que no tengas miedo, pide ayuda.

ALGUNOS NÚMEROS TELEFÓNICOS QUE PUEDEN SER ÚTILES:

Neuróticos Anónimos (5)583-92-46
Vive sin drogas 01 800 911 2000
Emergencias (bomberos, policía, ambulancias, Locatel) 080
Monte Fénix (5)681-30-11 (Esta es una institución privada para tratamiento de adicciones, principalmente al alcohol).
Fundación Casa Alianza México
I.A.P. 01 800 110 1010 línea gratuita (Apoyo en cualquier problema).

ESTA EDICIÓN SE TERMINÓ DE IMPRIMIR
EL 10 DE OCTUBRE DEL 2001 EN LOS
TALLERES DE IMPRESORA PUBLIMEX, S.A. DE C.V.
CALZADA SAN LORENZO 279, LOCAL 32,
09900, MÉXICO, D.F.